米伯让医案

全国百佳图书出版单位

中国中医药出版社

·北京·

图书在版编目（CIP）数据

米伯让医案／米烈汉主编. —北京：
中国中医药出版社，2021.10
ISBN 978-7-5132-7168-4

Ⅰ.①米… Ⅱ.①米 Ⅲ.①医案—汇编—
中国—现代 Ⅳ.①R249.7

中国版本图书馆 CIP 数据核字（2021）第 185927 号

中国中医药出版社出版

北京经济技术开发区科创十三街 31 号院二区 8 号楼
邮政编码 100176
传真 010-64405721
山东润声印务有限公司印刷
各地新华书店经销

开本 880×1230 1/32 印张 7.25 彩插 0.25 字数 138 千字
2021 年 10 月第 1 版 2021 年 10 月第 1 次印刷
书号 ISBN 978-7-5132-7168-4

定价 49.00 元
网址 www.cptcm.com

服 务 热 线 010-64405720
购 书 热 线 010-89535836
维 权 打 假 010-64405753

微信服务号 zgzyycbs
微商城网址 https：//kdt.im/LIdUGr
官 方 微 博 http：//e.weibo.com/cptcm
天猫旗舰店网址 https：//zgzyycbs.tmall.com

如有印装质量问题请与本社出版部调换（010-64405510）

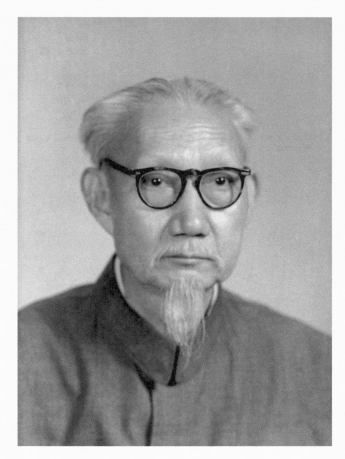

米伯让先生

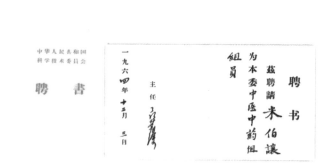

●1964年，国家科委主任聂荣臻元帅亲笔签名敦聘米伯让先生为国家科委中医中药组组员

米伯让先生聘书 1

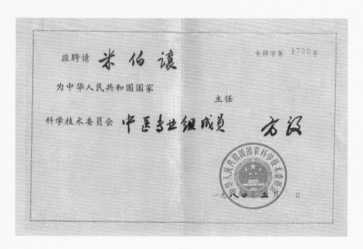

米伯让先生聘书 2

序

　　语云："石蕴玉而山辉，水怀珠而川媚。"此人文地理之反映也。海内外同行公认，西北五省中医界的硕果——米伯让先生，并非单纯以高龄见称，而是以学术积累而获誉。

　　米伯让先生为我国已故著名中医学家——长安黄竹斋先生的入室弟子，1942~1962年潜心医学，共做了近百万字笔录，深研《灵》《素》、五典，下逮金元百家，实践出真知，"青出于蓝""冰寒于水"非过誉，尽得师传而发扬光大。尊师重道，金石为开。晚年为黄竹斋先生立传，亲自校刊白云阁藏本（木刻本）《伤寒杂病论》（乃四种古本之一），又校点《伤寒杂病论会通》为不朽之作而流传海内外，具有相当高的学术价值。此"莫为之前虽美弗彰，莫为之后虽盛弗传"。不仅一隅三反地传其学术思想，而不同寻常地传其看问题的观点。"中华古医学，世界将风行"。此黄竹斋先生预言也（见米伯让先生撰《黄竹斋先生传略》）。与近世季羡林先生对东方文化反复说到的两句话"三十年河东，三十年河西"，如出一辙。

然而，根深者叶茂，源远者流长。宜其厚积薄发著书等身。

米伯让先生以其多年的临证实践和心得体会，早即蜚声医界，誉满杏林。近年又撰写《四病证治辑要》和《中医防治十病纪实》及《气功疗养汇编》等数十万言。皆系地方常见而多发的疾病，米伯让先生深入其境，屡拯危笃，以其切于实用，刊行海内外而脍炙人口。现又有医案之作，扁鹊以个案显，仓公以诊籍传，皆画龙点睛之笔也。案凡107，皆系常见多发病而为中西医棘手之疑难证。所谓"山重水复疑无路"，而米伯让先生临危制变，举重若轻，真是"柳暗花明又一村"。余重读之，不禁拍案而起，其议论可分和缓之座，其治疗如登仲景之堂，在群案中如治钩端螺旋体病14例，乃657例中的缩影，本病属"温病时疫"范畴，其中伏暑证最多见，米伯让先生按《温热论》卫、气、营、血辨证论治，注重《伤寒论》保胃气、存津液的原则，根据热证的四大特点（不必悉具），多用白虎汤加银翘，从气分卫分截住入营入血的趋势，此御敌于国门之外之胜算，能收到事半功倍之高效。其对流行性出血热（亦属"温病时疫"范畴）在发热期、低血压期、休克期辨证论治82例，提出了一套完整有效的中医防治方案。除12例送院太晚无法挽救外，按卫气营血的诊疗方法，治愈70例。案中详述治疗始末，这些"温病时疫"的治疗经验，金针已度何等宝贵。又如米伯让先生主治肾病88例（其中含急性肾炎，急性肾炎并胸腔积液，肾炎性心脏病，肾病综合征等）其得心应手的实践经验是精研四法，即："开鬼门、洁净府、实脾土、温肾阳"，善补后天，健运脾胃以滋生化之源，此治病治人，实得《内经》治水肿病之精髓。其治肝癌3例，皆诊断明确者，米伯让先生以疏肝解郁、健脾和胃以治人，活血化瘀、缓中补虚以治病，治人则因人而异，治病则3例皆同。与现代用超声波聚焦线的治疗理同而法异，是值得进一步研究的。一例西医微观辨病为"斑疹伤寒"，高热神志不清，曾用氯霉素、激素、输血等治疗，病情无变化，因而会诊，中医宏观辨证为"疫斑"，诊为阳毒夹斑，按热入营血施治，用余师愚"清瘟败毒饮"（含犀角地黄汤加白虎汤），五诊热退神清斑消出院。其效何其捷也。一例紫斑，西医院诊为："血小板减少紫癜"（从病的现象着眼），米伯让先生诊为"先天不足络脉溢血证"（从人的体质着眼），治在补益气血的基础上用归芍六君子汤加桂枝通阳以疏通表层血管引火归原而愈。此乃用药之妙在于整体调节也。又一例上睑下垂（眼肌型重症肌无力）病程14年，米伯让先生用补中益气汤，方中黄芪用量较李东垣原方增加12倍，坚持90剂治愈，关键在于健脾益气的整体疗法。从根本上改善局部病变，而贵在坚持，效不更方，这与邓铁涛教授重用黄芪治愈眼肌型重症肌无力，可称伯仲。其治妇女经期高热，热入血室之神昏谵语，此证寒温俱有，不难于用柴胡四物，而在于用硝黄。《伤寒论》桃仁承气汤证有"其人如狂，血自下，下者愈"（宋本 106 条）。《神农本草经》载大黄，称其"推陈致新"，非无师之智也。米伯让先生20 世纪 80 年代初来湘讲学，特别强调孙思邈"大医习业""大医精诚"，"胆欲大，心欲细，智欲圆，行欲方"，这是亲自躬行的实践体现。

案中的疑难杂症如震颤麻痹综合征（西医诊为脑萎缩）、妇人"胞系了戾"（西医诊为"输尿管纡曲"），前者用人参养营汤补养气血、调和营卫，金匮肾气丸滋补肝肾，以治受病之源；后者肾盂积水，小便淋沥不通，米伯让先生尊《金匮要略·妇人杂病》："转胞不得尿，以胞系了戾故致此病"而用金匮肾气丸以强壮肾机，竟起沉疴。可见治病治人，发掘出疑难杂病的治疗方法，此黄竹斋先生稽古心传，而米伯让先生继承创新有所发展也。叹观止矣！其他借鉴的治验甚多，在于学者深造自得。书此读后小识非敢云序，以志景仰而示拳拳，纰缪之处尚祈斧正。

刘炳凡
1999 年 4 月于湖南省中医药研究院之岳轩

前　言

　　米伯让先生是我国著名的中医临床家、理论家，陕西省中医药研究院的奠基者、创始人，长安米氏内科流派创始人，陕西省中医药研究院原院长、名誉院长。1964 年被敦聘为首批科学技术委员会中医中药组组员，1980 年被聘为国家科学技术委员会中医专业组成员，1981 年被聘为国家卫生部医学科学委员会委员，1990 年被人事部、卫生部、国家中医药管理局确定为全国首批老中医药专家学术经验继承工作指导老师。毕生以中医事业发展、培养中医药人才、解除人民疾苦为己任，在运用中医药防治急性传染病、地方病及危急重症方面，成绩卓著。以高尚的医德、精湛的医术，被世人誉为"苍生大医""中医泰斗"。

　　2019 年是米伯让先生诞辰 100 周年，为了弘扬"厚德弘道、济世笃行"的精神，我们整理了《米伯让医案》一书，以表达对米伯让先生的缅怀与纪念。

　　本书共收载医案 114 例，涉及温热病、内科、妇科及疑难杂病，反映了米伯让先生治疗急性传染病、地方病及疑难杂病的医疗经验、临证思路与治疗方法。

对于许多患者或家属求医问药的信函，米伯让先生总是予以认真回复，可惜部分已佚，存留的信函不多。今将先生仅存的部分信函和会诊病案一并列入医案中，可窥见米伯让先生辨证论治的思想，以冀对读者临证有所裨益。

医案在我国源远流长，可追溯至太史公的仓公"诊籍"，至明清及民国尤为鼎盛。它是中医学中十分宝贵的组成部分，是医家毕生的智慧结晶。与前代贤哲医案相比较，米伯让先生的医案更有特点，更切于现代临床，具有时代特色。原因是米伯让先生早年学医时不仅刻苦学习中医典籍，同时吸收西医知识。中华人民共和国成立前，米伯让先生曾任长安一中校医兼生理卫生教师；中华人民共和国成立后，先生是首批被西医大学延聘的中医教师之一。米伯让先生工作的单位——西北医院（今西安交通大学第二附属医院），是一所医疗、教学、科研阵容甚为强盛，名医荟萃，西医诊治十分严格规范的教学医院。该院中医科医师均为西安医学院西医离职学习中医班的骨干。在整理米伯让先生临证经验时，我们发现先生的医案中不仅有中医病名、辨证论治，也有西医的诊断，即辨证与辨病并举，这些都是前代医家所欠缺的。当前中西医结合发展的势态下，米伯让先生的医案更切合现代临床，可供中医、中西医医生临床、教学和科研参考。社会进步，学如积薪，后来居上，这是本书的特色之一，也是我们编写这本书的目的所在。

本书有些医案原用市制两、钱，我们大多根据米老沿用的 1 钱=3.5g，换算成公制"克"。

　　本书是米伯让先生临证部分医案的总结，书中所加"按语"，是我们为了帮助初学者理解添加的内容。由于先生已经谢世，按语只反映我们对先生临床经验的学习和理解，并不能全面反映先生的学术思想。因我们学识浅薄，学养不厚，谬误之处在所难免，敬祈医林同仁指正。

　　《米伯让医案》一书的出版承蒙中国中医药出版社的大力支持，在此表示感谢。

整理者谨识

2019 年 10 月

目　录

温热病医案

1. 伏暑卫分重证案（钩端螺旋体病）

汤某，男，12岁，学生。

初诊（1963年10月6日）：半日前突感恶寒，发热，头痛，体痛，小腿肌肉痛，出汗，口渴，食欲不振，二便正常，面色潮红，眼结膜充血，舌苔薄白，脉浮数，体温39℃。血清暗视野显微镜检查：钩端螺旋体阳性。诊断：伏暑卫分重证。治法：辛凉透邪解毒。予银翘散1剂，处方：

金银花17.5g，连翘17.5g，薄荷10.5g（后下），竹叶10.5g，桔梗10.5g，生甘草7g，淡豆豉10.5g，牛蒡子10.5g，荆芥穗7g，芦根35g。

二诊（1963年10月7日）：服上方后，发热、头痛减轻，食欲增进，余症消退，舌苔薄白，脉数，体温37.2℃。予竹叶石膏汤以清热生津，益气和胃。处方：

竹叶10.5g，生石膏14g（先煎），麦冬10.5g，姜半夏

10.5g，炙甘草 10.5g，粳米 17.5g，党参 10.5g。

三诊（1963 年 10 月 8 日）：脉静身和，体温 37℃。

【按语】钩端螺旋体病是急性传染病，米老认为属于中医学"温病时疫"范畴，因陕西地区发病高峰在 8~10 月，故名"秋瘟时疫"。本例以发病急剧、恶寒、发热、头痛、小腿肌痛、口渴、出汗等为主要症状，伴见面部潮红、眼结膜充血、舌苔薄白、脉浮数。体温 39℃为主要特征。本例证属伏暑卫分证，治宜辛凉透邪解毒，方用银翘散。服药 1 剂症状基本消失，体温 37.2℃，此乃表证已罢，里热大退，但余热未清，故予清热生津、益气和胃之竹叶石膏汤痊愈。

2. 伏暑气分证案（钩端螺旋体病）

陈某，男，10 岁，学生。

初诊（1964 年 10 月 9 日）：头痛、发热两天。患者 2 天前突现发热，畏寒轻，出汗，口渴，头痛，头晕，眼痛，纳差，恶心，腹痛，大便秘结，小便正常。有下田劳作史。

检查：体温 38.6℃，脉搏 116 次/分，脉象滑数，舌苔薄白，舌尖红。神志清楚，面色略红，眼结膜充血，颌、腋下、腹股沟淋巴结肿如胡豆大，心率快，肺、肝、脾未见异常。血清暗视野显微镜检查：钩端螺旋体阳性。诊断：伏暑卫分证。治法：辛凉解表。方用桑菊饮 1 剂。处方：

桑叶 10.5g，菊花 10.5g，连翘 17.5g，薄荷 10.5g（后

下），桔梗 10.5g，杏仁 10.5g，芦根 35g，生甘草 10.5g。

次日余症不减，并见恶寒，壮热（体温 39.2℃），多汗，口渴多饮，大便两日不通，小便量少色黄，卧床不起。脉滑数，苔转黄，舌质红。此乃新感未尽，伏热势张，气分之证已显，故用银翘散加生石膏、知母。处方：

金银花 17.5g，连翘 17.5g，豆豉 10.5g，牛蒡子 10.5g，薄荷 10.5g（后下），荆芥穗 7g，桔梗 10.5g，生甘草 10.5g，竹叶 10.5g，鲜芦根 35g，生石膏 14g（先煎），知母 10.5g。

1 剂症减，体温 37.4℃。再服 1 剂，体温正常，改用竹叶石膏汤调理而愈。

【按语】本例乃卫分证未罢而伏热即起，体温急骤上升至 39~40℃，多汗，口渴引饮，大便秘结，小便黄少，面色红赤，舌苔薄白略黄而干，舌质红，脉滑数。初期以卫分论治，选辛凉轻剂桑菊饮，但次日余症不减，壮热与恶寒并见，卫分证存而气分证已显，改用辛凉透热解表之银翘散加生石膏、知母以清气分之热。1 剂症减，体温 37.4℃，此乃余热未尽；再服 1 剂，体温正常，改用竹叶石膏汤善后调理。清代喻嘉言在论述津液在热病中的重要意义时指出："胃藏津液，水谷之海；内充脏腑，外灌形骸。津多脉盛，津少脉衰；津结病至，津竭祸来。""存津液，保胃气"这一原则，不论热病病机如何变化，始终体现在方剂选择和配伍应用方面。重用金银花、连翘、鲜芦根，此乃米老临证用药之特色。

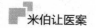

3. 伏暑气血两燔证案（钩端螺旋体病）

王某，男，46岁，农民。

初诊（1964年10月10日）：突然恶寒，发热，头痛，身痛，下肢痛3天。出少量汗，口渴，烦躁不安，食欲不振，痰中带血丝，鼻衄少许，小便色黄，大便正常，面色潮红，眼结膜充血，舌苔黄厚，脉浮滑而数，体温38.7℃。血清暗视野显微镜检查：钩端螺旋体阳性。诊断：伏暑气分重证。治法：辛凉透邪解毒。方用银翘散1剂。处方：

金银花35g，连翘35g，豆豉10.5g，牛蒡子10.5g，薄荷10.5g（后下），荆芥穗7g，桔梗10.5g，生甘草10.5g，竹叶10.5g，鲜芦根35g。

二诊（1964年10月11日）：发热，不恶寒，口渴，大汗，鼻衄增多，仰卧时则血流入咽腔，痰中仍有血丝，脉滑数，苔黄厚。此乃热入营血，气血两燔证。方用银翘散加生石膏、知母、焦栀子、生地黄、侧柏叶、白茅根以清热解毒，凉血止血。每日2剂，连服2日。处方：

金银花17.5g，豆豉10.5g，牛蒡子10.5g，薄荷7g（后下），荆芥穗7g，桔梗10.5g，生甘草10.5g，竹叶10.5g，鲜芦根35g，生石膏70g（先煎），知母14g，焦栀子10.5g，生地黄14g，侧柏叶17.5g，白茅根140g。

三诊（1964年10月13日）：发热减退（体温37.2℃），出汗减少，鼻衄止，无血痰，舌红苔略黄，脉缓。予竹叶石膏汤 3 剂。处方：

竹叶 10.5g，石膏 17.5g（先煎），麦冬 10.5g，党参 10.5g，半夏 10.5g，粳米 17.5g，甘草 10.5g。

四诊（1964 年 10 月 16 日）：头晕，身重，倦怠嗜卧，食少纳呆，苔黄腻，舌质淡，脉滑，体温 36.8℃。此乃湿热未尽，改予三仁汤清热利湿。

杏仁 17.5g，白蔻仁 7g，薏苡仁 21g，厚朴 10.5g，姜半夏 17.5g，通草 7g，滑石 21g，竹叶 10.5g。

每日 1 剂，共服 2 剂而愈。治疗中与治愈后查血清暗视野显微镜检查：钩端螺旋体由阳性转阴性。

【按语】钩端螺旋体病伏暑型，卫分辨证要点在于恶寒显著，发热不壮，且起病急骤；气分辨证要点在于恶热不恶寒，脉洪大；病在营分，要点是舌质红绛，脉数或大而数，烦躁不眠，夜以继日，高热持续不退，或朝凉暮热，或斑疹隐隐，严重者神昏谵语；病入血分，多有营分症状，继有衄血、咯血，或便血，或大便黑而易解，或便秘，或斑疹外透。观其病情发展，发病 3 日来就诊，初诊以辛凉解表、透热解毒为法，方用银翘散。二诊已见气分、营分、血分之证，"发热，不恶寒，口渴，大汗，鼻衄增多，仰卧时则血流入咽腔，痰中仍有血丝"，此属热入营血，气血两燔证。治宜清热解毒，凉血止血。方用银翘散加生石膏、知母、焦栀子、生地黄、侧柏叶、白茅根。其中生石膏、白茅根用量大，以达清热保津、凉血之目的。三诊诸症减退，余热未清，则用竹叶石膏汤。四诊体温下降至 36.8℃，但头晕，身重，倦怠嗜卧，食少纳呆，乃湿热未尽之象，改予三仁汤清热利湿，2 剂而愈。此乃临证选方遣药之妙。

4. 伏暑湿热合邪热胜证案（钩端螺旋体病）

周某，男，21 岁，农民。

初诊（1964 年 10 月 11 日）：恶寒，发热，头痛，下肢肌痛 3 天，汗多，口渴而不欲饮，嗜卧，面色潮红，眼结膜充血，大便呈水泄样，每日 2 次，流少量鼻血，尿黄，苔白略黄，脉浮数而濡，体温 39.8℃。血清暗视野显微镜检查：钩端螺旋体阳性。当地中医曾嘱患者自挖白茅根 120g 煎汤频饮。服白茅根汤后，发热退，体温 36.3℃。诸症悉减，吐出蛔虫 1 条，舌苔略黄，脉濡缓。诊断：伏暑湿热合邪证。治法：辛凉解表，清热利湿。方剂：银翘散加薏苡仁、通草、滑石、白茅根。处方：

金银花 17.5~35g，连翘 17.5~35g，豆豉 10.5g，牛蒡子 10.5g，薄荷 10.5g（后下），荆芥穗 7g，桔梗 10.5g，生甘草 10.5g，竹叶 10.5g，鲜芦根 35g，薏苡仁 21g，通草 10.5g，滑石 21g，白茅根 35g。2 剂。

二诊（1964 年 10 月 14 日）：出汗稍多，口微渴，脉微滑，苔白略黄，体温 37.6℃。继以竹叶石膏汤以清余热。

服药 1 剂，体温正常，3 剂诸症悉减而痊愈。

【按语】米伯让先生在防治急性传染病钩端螺旋体病时，根据疾病的发展规律及临床表现，将之命名为伏暑湿热合邪热盛证。钩端螺旋体病湿热合邪在临床常见热重于湿或湿重于热，或湿热并见。偏热者患者临床表现为阳明气势较盛的热重于湿征象，特点是发病急骤，热势较盛，初期不恶寒或微恶寒，继则高热不退，大汗，口渴欲饮但不能多饮，面红目赤，心烦，尿黄量少，大便多见腹泻，时见鼻衄。舌红或边尖红赤，苔多薄白略干或黄厚，脉象濡数。治疗原则为清气化湿：热重于湿者以苦寒清热为主，佐以利湿化浊之品；湿重于热者以宣化湿邪为主，辅以清热之品。

本例患者为湿热合邪热盛证，故用辛凉解表之银翘散加清热利湿之薏苡仁、通草、滑石、白茅根。服药 2 剂，症减。此乃表里同治。但余热未清，改用益气和胃、清热生津之竹叶石膏汤。3 剂而愈。

5. 伏暑湿热合邪证案（钩端螺旋体病）

王某，男，53 岁，农民。

刻诊（1964 年 10 月 14 日）：恶寒，发热，头痛，身痛，下肢肌痛 3 天。出汗多，口渴，尿黄。体温 39.5℃，脉滑数，舌苔薄白略黄。曾先后服用银翘散加减、单味白茅根汤、竹叶石膏汤而体温正常，症状减退。今日自觉轻度发热，体温 36.9℃，头晕，身重，口干而不欲饮，吐白色痰量多，嗜睡，气弱懒言，食少纳呆，大便稀，苔薄白，脉滑。查血钩端螺旋体为阳性。诊断：伏暑湿热合邪证。

予三仁汤以清利湿热，宣畅气机。处方：

杏仁 17.5g，白蔻仁 7g，薏苡仁 21g，厚朴 10.5g，半夏 17.5g，通草 10.5g，滑石 21g，竹叶 10.5g。

连服 3 剂而愈，后查钩端螺旋体转阴性。

【按语】本患者为伏暑湿热合邪证，治宜清利三焦之湿热，且前期仅用退热药而忽视利湿，热退湿重，气机不畅，证属湿重于热，方用清热利湿、宣畅气机之三仁汤 3 剂而愈。此证病势虽缓，但治疗上常不如单纯伏暑证收效迅速，体温常不超过 38℃，一般迁延几日可愈。

6. 湿温证案（钩端螺旋体病）

曾某，男，52 岁，农民。

1964 年 10 月 8 日以畏寒，发热 6 天就诊。起病较缓，畏寒发热时有时无，头身困重，口腻无味，胸闷，口渴不欲饮，腹胀，大便不畅，小便黄少，曾鼻衄 1 次。有下田劳作史。

检查：体温 37.8℃，脉搏 98 次/分，舌苔黄厚腻，脉数，神倦嗜卧，面黄少泽，心率略快，肺、肝、脾未见异常。血清暗视野显微镜检查：钩端螺旋体阳性。初按伏暑湿热合邪治法，方用竹叶石膏汤加陈皮、厚朴、建曲治之，体温仍在 37.5℃ 以上。经米老会诊，诊断为湿温证。方用三仁汤以清热利湿、宣畅气机，处方：

杏仁 10.5g，白蔻仁 10.5g，薏苡仁 21g，厚朴 10.5g，

半夏 10.5g，通草 10.5g，滑石 21g，竹叶 10.5g。

2 剂而愈，停药观察，未见复发。

【按语】钩端螺旋体病湿温证，起病虽急，病势较缓，午后方热，状若阴虚，但身热不扬（体温常在 38℃ 左右），头痛，头晕，恶寒，身重疼痛，口腻纳差，口干不欲饮，胸闷，腹胀便溏，神倦少气，乏力，面黄少泽，舌苔白腻或黄腻或厚浊，舌质红或正常，脉濡缓或濡数是其特征。

初期按伏暑湿热合邪治法。方用竹叶石膏汤加陈皮、厚朴、建曲，病势稍有好转，体温仍在 37.5℃ 以上起伏。后经米老诊断为湿温证。治以宣畅气机、清热利湿，方用三仁汤 2 剂而愈。若热重于湿者，于三仁汤中加清热燥湿之黄连、黄芩；若卫分证显著者，可用银翘散加滑石、通草、生薏苡仁。此证病势虽缓，一般迁延至五六日方愈，个别患者病程迁延至十天左右。

7. 伏暑化燥热伤肺络证案（钩端螺旋体病肺出血型）

谢某，女，31 岁，农民。

初诊（1964 年 11 月 20 日）：因畏寒、发热 3 日就诊。3 日前参加秋收，经常赤足涉水，病初头昏痛，胸胁胀满，继之恶寒发热，头项强痛，目赤，鼻扇，气粗，口苦咽痛，渴欲饮水，咳嗽吐痰带有血丝，胸腹灼热，汗泄不畅，心烦失眠，食则恶心呕吐，大便稀，每日 1 次，小便赤。两肺散在湿性啰音，腓肠肌压痛明显，体温 39.2℃，脉浮滑而数，舌质红，舌苔薄白略黄。血清暗视野显微镜检查：钩端螺旋体阳性。证属伏暑卫分重证，治宜辛凉解表，清热凉血。方用银翘散加焦栀子、黄芩、牡丹皮、生地黄1剂。处方：

金银花35g，连翘35g，淡豆豉10.5g，牛蒡子10.5g，薄荷10.5g（后下），荆芥穗7g，桔梗10.5g，生甘草10.5g，竹叶10.5g，鲜芦根35g，焦栀子10.5g，黄芩10.5g，牡丹皮10.5g，生地黄35g。

二诊：服药后脉证无大变化，痰中又带血丝，体温38.6℃，于上方加阿胶14g，服1剂。

三诊：患者未服上方。体温37.9℃，热势稍减，但咳嗽加重，频频咳血痰，兼见鼻衄。此乃伏暑化燥、热伤肺络证，遂改用清燥救肺汤加玄参、牡丹皮、白芍、焦栀子、黄芩、瓜蒌、川贝母，每日服2剂。处方：

桑叶10.5g，石膏70g（先煎），杏仁10.5g，甘草10.5g，麦冬10.5g，党参10.5g，阿胶10.5g，炒胡麻仁10.5g，炙枇杷叶10.5g，玄参35g，牡丹皮10.5g，白芍10.5g，焦栀子10.5g，黄芩10.5g，瓜蒌14g，川贝母14g。

四诊：服上方2剂后血止，一般症状减退，体温38.2℃，继用原方3剂以巩固疗效。

五诊：热退、脉静，精神食饮好转，体温37.2℃，继予竹叶石膏汤1剂调理而愈。处方：

竹叶10.5g，石膏35g（先煎），麦冬17.5g，党参10.5g，半夏10.5g，粳米17.5g，炙甘草10.5g。每日1剂，

共服 2 剂而愈。

该例于治疗中及治愈后做血清暗视野显微镜检查，钩端螺旋体由阳性转阴性。

【按语】本例初诊证属伏暑卫分重证，治宜辛凉解表、清热凉血之剂，方用银翘散加焦栀子、黄芩、牡丹皮、生地黄，1 剂。二诊脉证未变化，加用阿胶，1 剂，但患者未服。三诊热势稍减，但咳嗽加重，频频咳血痰兼见鼻衄。辨证为伏暑化燥、热伤肺络证，遂改用清燥救肺汤加玄参、牡丹皮、白芍、焦栀子、黄芩、瓜蒌、川贝母 2 剂。四诊血止症减，体温 38.2℃，继服上方 2 剂以巩固疗效。五诊时热退脉静，体温 37.2℃，精神饮食好转，改用竹叶石膏汤清热生津、益气养胃。2 剂而愈。

必须注意的是，在钩端螺旋体病肺出血诊治过程中，应紧抓"热"与"血"所致病变进行辨证论治。

8. 伏暑气分腑实轻证案（钩端螺旋体病）

谢某，男，22 岁，农民。

初诊（1964 年 11 月 21 日）：症见恶寒，发热，头身痛，鼻干口苦，微渴，腹胀，食欲不振，大便秘，小便黄，脉浮数，舌苔薄白，舌质边尖红。体温 38.6℃，血清暗视野显微镜检查：钩端螺旋体阳性。诊断：伏暑卫分兼气分证。治则：辛凉解表，清热解毒。方用银翘散加生石膏、鲜白茅根 1 剂。处方：

金银花 17.5g，连翘 17.5g，豆豉 10.5g，牛蒡子 10.5g，薄荷 10.5g（后下），荆芥穗 7g，桔梗 10.5g，生甘草 10.5g，竹叶 10.5g，鲜芦根 35g，生石膏 28g（先煎），鲜白茅根 70g。

二诊：体温 40.2℃，胸腹满，心烦，少腹胀，大便 2 日不通，苔转薄黄，脉洪。此乃表未解，热已入里，腑实将成。宜清热解毒，增液通下。方用白虎增液汤加金银花、连翘 1 剂。处方：

生石膏 70g（先煎），知母 21g，粳米 17.5g，甘草 10.5g，玄参 35g，生地黄 35g，麦冬 17.5g，金银花 35g，连翘 35g。

三诊：服上方后，大便 1 次，体温下降至 37.5℃，口干口苦，微渴，舌苔黄，脉洪。继服原方 1 剂。

四诊：体温 36.8℃，舌苔转白，脉缓，口微干，余热未尽，竹叶石膏汤善后而愈。处方：

竹叶 10.5g，石膏 28g（先煎），麦冬 17.5g，党参 10.5g，半夏 10.5g，粳米 17.5g，炙甘草 10.5g。

【按语】本例初诊患者恶寒，发热，头身痛，大便秘，小便黄，辨证属伏暑卫分兼气分证，治宜辛凉解表、清热解毒，方用银翘散加生石膏、鲜白茅根 1 剂以清气分实热。二诊时仍高热，胸腹满，心烦，少腹胀，大便 2 日不通，舌苔由白转薄黄，脉洪。此为表未解，热已入里，腑实将成。宜清热解毒、增液通下，方用白虎增液汤加金银花、连翘，以大清气分之热，取壮水制火之法，预防病情进展。

关键是方用大剂量石膏之作用。四诊诸症悉减，体温36.8℃，口微干，乃余热未尽，治以清热生津、益气和胃之竹叶石膏汤调理而愈。

9. 伏暑卫分兼阳明腑实轻证案（钩端螺旋体病流感伤寒型）

麻某，男，18岁，工人。

初诊（1965年10月1日）：患者突然出现寒战高热，头痛，全身痛，小腿痛，微汗，口干，渴不欲饮，大便秘，小便短赤。舌质红，苔薄白，脉象浮滑而数。体温39.7℃。面潮红，结膜充血，腓肠肌压痛。血清暗视野显微镜检查见钩端螺旋体11条/滴，血培养钩端螺旋体阳性。诊断：伏暑卫分兼阳明腑实轻证。治则：辛凉解表兼清气分热。方用银翘散加生石膏、知母、鲜白茅根，1剂。处方：

金银花17.5g，连翘17.5g，淡豆豉10.5g，牛蒡子10.5g，薄荷10.5g（后下），荆芥穗7g，桔梗10.5g，生甘草10.5g，竹叶10.5g，鲜芦根35g，生石膏28g（先煎），知母14g，鲜白茅根70g。

二诊：服药后热退，头及身痛大见减轻，但在十余小时后体温又上升至38.9℃，尿短赤，大便1次，便干。舌质红，舌苔薄黄，脉滑数。治宜清热解毒，增液通下。予银翘增液汤，1剂。处方：

金银花17.5g，连翘17.5g，豆豉10.5g，牛蒡子10.5g，薄荷10.5g（后下），荆芥穗7g，桔梗10.5g，甘草10.5g，

鲜芦根 35g，生地黄 28g，玄参 17.5g，麦冬 21g。

三诊：热退身凉，口仍干渴，大便未解。舌尖红，脉细数。继服银翘增液汤加生大黄 10.5g（后下），芒硝 14g，1 剂。

四诊：服上方后，解稀大便 2 次，口干渴消失，仅下肢乏力，服竹叶石膏汤善后调理，经观察 3 天后，痊愈出院。第 3 周来复查，患者无任何不适。

【按语】本例钩端螺旋体病流感伤寒型，中医辨证为伏暑卫分兼阳明腑实轻证。治宜辛凉解表兼清气分热。方用银翘散加生石膏、知母、鲜白茅根 1 剂。二诊体温复高，时大便干，小便短赤，乃为津液不足。治宜清热解毒之银翘散加生地黄、玄参、麦冬增液泄下。三诊热退身凉，口仍干渴，大便未解，舌尖红，脉细数，继服上方加生大黄、芒硝急下存阴。四诊诸症悉减，服竹叶石膏汤善后调理。3 周后复查一切正常。热病最易耗伤津液，损伤胃气，急下存阴非常重要，但运用不当则疾病会向不利方向发展，治疗中应始终勿忘"存津液，保胃气"的原则和扶正祛邪的指导思想。

10. 伏暑温黄证案（钩端螺旋体病黄疸型）

尧某，男，11 岁。

初诊（1965 年 10 月 13 日）：因恶寒，头痛，身痛 5 日就诊。现症：身热，大汗，腹胀，胸胁胀痛，巩膜及全身皮肤呈橘黄色，尿深黄，体温 38.3℃，舌质微绛，舌苔黄干，脉滑数。血清暗视野显微镜检查：钩端螺旋体阳性。诊断：温黄气营两燔证。治则：清气利湿，清营解毒。方用茵陈蒿汤合白虎汤加减。处方：

茵陈蒿 35g，焦栀子 10.5g，生大黄 10.5g（后下），生石膏 70g（先煎），知母 21g，粳米 17.5g，生甘草 10.5g，生地黄 35g，麦冬 14g，玄参 35g，白茅根 120g（先煎去渣，代汤煎药）。1 剂。

二诊：体温 37.3℃，诸症大减，黄染稍退。自觉身热，胁痛。舌苔略黄，脉滑数，继予原方 1 剂，生石膏减至 35g。

三诊：体温正常。巩膜轻度黄染，尿黄，胁肋胀满消失，舌苔薄白，脉滑数。方用茵陈四苓汤，连服 2 剂以清利湿热。处方：

茵陈 70g，白术 10.5g，茯苓 17.5g，猪苓 10.5g，泽泻 10.5g。

四诊：除巩膜、皮肤尚有轻度黄染外，无自觉不适，继用原方加焦栀子 10.5g，滑石 21g，3 剂。

五诊：脉静身和，黄染诸症消退。予竹叶石膏汤 1 剂，善后而愈。处方：

竹叶 10.5g，生石膏 28g（先煎），麦冬 17.5g，党参 10.5g，姜半夏 10.5g，粳米 17.5g，甘草 10.5g。

【按语】钩端螺旋体病黄疸型属中医"温黄"之范畴，以身热、腹胀，皮肤、两目发黄，小便色深黄为特征。本证有热重于湿、湿重于热或兼见营血之区别。热重于湿者,口干,潮热,大便秘结,小便深黄而少,舌苔黄厚,脉滑数有力;湿重于热者,口干不欲饮,无潮热,时有畏寒,大便稀溏,小便色黄不深,舌苔白腻或略黄,脉濡缓;兼见营血症状者,多由阳明热盛,燥极化火所致,皮肤重度发黄,高热持续不退,各处皮肤有散在出血现象,或鼻衄,舌苔黄厚而燥,或焦黑,舌质红绛,脉数大有力。一般热重于湿者,宜清热利湿、通便排毒;湿重于热者,宜助阳健脾、利胆除湿。初诊诊断为温黄气营两燔证,治以清气利湿、清营解毒,方用茵陈蒿汤合白虎汤加减,白虎汤清气分大热,茵陈蒿汤清热利湿退黄。二诊体温降,黄染稍退,上方生石膏减半后继服。三诊方用茵陈四苓汤清利湿热,方为茵陈五苓散去桂枝,重在健脾利湿以达退黄。四诊加用焦栀子、滑石清热利湿。五诊脉静身和,黄染诸症消退,予竹叶石膏汤以清余热、和胃气。

本案用药之特色,重在茵陈、石膏的用量,可谓"辨证求因、审因立法、分清主次、依法定方,加减有度"。

11. 温燥证案(钩端螺旋体病)

马某,女,16 岁,农民。

初诊(1964 年 10 月 20 日):因发热,头痛,腿痛,咯血,鼻衄 3 天前来就诊。发病时畏寒、发热,曾请本地中医治疗,服药 1 剂后病情稍减,继进第 2 剂、第 3 剂,病势反恶化进展，出现壮热、鼻衄、咳嗽、痰中带血。接诊时，上述症状加重，大汗，烦渴，头痛，头晕头晕，膝关节痛，下肢肌肉疼痛，心烦，不欲食，恶心，每日咯血十余次，气喘，大便未解，小便少黄。有下田劳作史。

检查：体温41.1℃，脉搏126次/分，神清面赤，气粗而喘，脉滑数，苔黄中心干燥，心率快，呼吸音粗，肝、脾未见异常，腓肠肌有压痛。血清暗视野显微镜检查：钩端螺旋体阳性。辨证属气血两燔证，用气血双清法，方选白虎汤合银翘散去荆芥穗、淡豆豉，加生地黄、麦冬，重用白茅根。处方：

知母14g，生石膏35g（先煎），粳米17.5g，金银花35g，连翘35g，牛蒡子10.5g，薄荷10.5g（后下），桔梗10.5g，生甘草10.5g，竹叶10.5g，鲜芦根70g，生地黄35g，麦冬21g，白茅根70g。1剂。

二诊：病势未衰，依原方再进2剂，每4小时服半剂。

三诊：上午体温略降（37.8℃），午后体温复起（38.9℃），心烦略轻，但咯血反增多，肺底出现少许湿啰音，大便黑，稀水中夹粪块。舌质红，舌苔黄燥，脉滑数。此乃里热炽盛，伏暑化燥之证。治以清热凉血、润燥止咳之法，方用清燥救肺汤加知母、黄芩，重用鲜白茅根250g（先煎去渣，代汤煎药）。处方：

桑叶10.5g，生石膏70g（先煎），杏仁10.5g，甘草10.5g，麦冬28g，党参10.5g，阿胶10.5g（烊化），炒胡麻仁10.5g，炙枇杷叶10.5g，知母14g，黄芩10.5g，鲜白茅根 250g。

四诊：血痰明显减少，且汗复出，体温 37.5℃，舌苔黄，脉数。余症悉减，依原方不变加瓜蒌 14g，川贝母 10.5g。

五诊：体温 37.4℃，吐蛔虫 3 条，鼻衄 1 次，汗出渐少，食欲略增，脉数转缓，舌苔转白厚而干，肺底听诊清晰。所遗余热未尽，治以清热生津、益气和胃之法，方用竹叶石膏汤加橘红。处方：

竹叶 10.5g，生石膏 35g（先煎），麦冬 17.5g，党参 10.5g，半夏 10.5g，粳米 17.5g，甘草 10.5g，橘红 10.5g。2 剂而愈，随访已下床活动。

【按语】本例初诊辨证气血两燔证，用气血双清法，方选白虎汤合银翘散去荆芥穗、淡豆豉，加生地黄、麦冬以保津液，重用白茅根 1 剂。二诊病势未减，继服上方 2 剂，间隔 4 小时服 1 次。三诊咯血增多，此乃里热炽盛，伏暑化燥，方用清燥救肺汤加知母、黄芩。重用鲜白茅根，苦寒与甘寒合而化阴，以制热淫所胜；生石膏清肺胃燥热；阿胶、胡麻仁、麦冬润肺滋阴。四诊诸症悉减，原方加瓜蒌、川贝母清热润燥、宽胸化痰。五诊余热未尽，治以清热生津、益气和胃之法，方用竹叶石膏汤加橘红理气化痰 2 剂而愈。本例病情加重主要是初诊辨证治疗不当所致。

12. 温黄阳明燥热证案（钩端螺旋体病黄疸出血型）

李某，男，33 岁，已婚，勉县镇川公社新力大队农民。

初诊（1965年11月20日）：主诉发热寒战，头痛、肌肉痛5天，巩膜及全身皮肤黄染4天。现症：头痛，项强，壮热，大汗，大渴，目眩，鼻干，衄血，口干咽痛，全身肌肉疼痛，下肢腿肌肉疼痛明显，大便呈酱红色，尿深黄，舌质红，舌苔白腻，脉滑数，体温39.1℃。微生物学检查：血清暗视野显微镜检钩端螺旋体阳性。凝溶试验阳性（效价1∶400）。中医诊断：温黄阳明燥热证。治宜清热利湿。以茵陈白虎汤加金银花、连翘、通草。处方：

茵陈35g，焦栀子10.5g，生大黄10.5g（后下），知母21g，生石膏70g（先煎），粳米17.5g，生甘草10.5g，金银花35g，连翘35g，通草7g。

白茅根120g煎汤，再煎诸药成400mL，分2次服，每隔3小时1次。睡前观之，脉证同前，体温上升至40.3℃，继用原方，生石膏、知母量稍加大，煎服法仍同上。

二诊：头痛项强，壮热，大汗，大渴，全身肌痛均减轻，舌苔薄白稍黄，舌质红，脉浮滑数，体温38℃，继用原方2剂。每4小时服半剂。当天体温退至正常，诸症悉减，自觉一身轻快，但仍乏力。

三诊：头痛项强、全身肌痛、汗出、口渴均消失，巩膜及皮肤黄染大减，但仍头晕，自觉胸部微痛，吐少量白痰，纳少，大便有沫，舌苔薄黄乏津，舌质红，脉和缓，体温36.8℃。继用原方，生石膏改用17.5g，加玄参17.5g，麦冬14g，生地黄14g，1剂，白茅根煎汤熬药400mL，分2次服。

四诊：自觉无特殊不适，饮食增进，二便通畅，精神好转，全身皮肤黄染消失，巩膜微黄，球结膜轻度充血，舌质红苔润，舌苔薄白，脉缓，体温 37.1℃，继服上方 1 剂，另予竹叶石膏汤 2 剂，回家休养。处方：

竹叶 10.5g，生石膏 28g（先煎），麦冬 17.5g，党参 10.5g，半夏 10.5g，粳米 10.5g，甘草 10.5g。

20 天后随访时，患者已参加劳动 3 天。

【按语】本例钩端螺旋体病黄疸出血型，应属中医学之温黄阳明燥热证，治则清热利湿。以茵陈白虎汤清阳明之气分热盛，加金银花、连翘、通草。茵陈为清热利湿退黄要药。鲜白茅根单用即有效，煎水可增强清热利尿、凉血止血之力。体温升至 40℃ 以上时，生石膏、知母加量，此乃防病化恶之关键。三诊头痛项强、肌痛、汗出、口渴均消失，巩膜及皮肤黄染大减，舌苔薄黄少津，舌质红，脉和缓。原方将生石膏减量，加玄参、麦冬、生地黄以增液生津。四诊诸症悉减，黄疸消失，改用竹叶石膏汤清热生津、益气和胃。20 天后随访，已下地劳动。本方用药特色是茵陈、生石膏、白茅根 3 味。

13. 温毒热郁化火蕴结少阳经络证案（钩端螺旋体病）

许某，女，13 岁，城固县前进公社四合大队许家山人。

初诊（1965 年 11 月 25 日）：耳下肿痛，发热，全身痛 3 天就诊。3 天前右耳下及颈部疼痛，恶寒发热，服中药 1

剂未效，即来就诊。现症：头痛，发热，右耳下肿至颈部及后颈窝疼痛剧烈，汗多，口渴喜饮，咽痛，咳嗽，身痛，下肢肌肉疼痛，大便秘结，尿少。脉滑数，舌尖红，苔黄。体温 39.9℃，面潮红，结膜充血，腓肠肌压痛。血清暗视野显微镜检示钩端螺旋体阳性。诊断：温毒热郁化火蕴结少阳经络证。治则：清热解毒，疏风散邪。方用普济消毒饮去陈皮，加金银花、蝉蜕，2 剂。处方：

黄芩 10.5g，黄连 10.5g，连翘 35g，玄参 17.5g，板蓝根 17.5g，马勃 10.5g，牛蒡子 10.5g，僵蚕 10.5g，升麻 7g，柴胡 7g，桔梗 10.5g，甘草 10.5g，薄荷 10.5g（后下），金银花 70g，蝉蜕 17.5g。

加水煎出约 800mL，分 4 次服，每 4 小时 1 次。

二诊：仍高热，颈及耳下肿痛，彻夜未眠。检查：右耳下及颈部肿痛及触疼明显，向后延至后颈窝，前至耳前，上至耳尖平行处，锁骨窝淋巴结肿大，有明显压痛。体温 39.6℃，脉滑数有力，舌尖红，苔黄。继前方加蒲公英 35g，紫花地丁 35g，2 剂。加水煎出约 800mL，分 4 次服。外用梅花点舌丹 2 粒，凉开水化开敷患处，每日数次。

三诊：右耳下肿范围开始缩小，界限变清楚，有压痛，触之有弹性感。汗多，大便稀，尿深黄，体温 38.8℃，脉滑数，舌质红，舌苔黄。继服上方 2 剂，每日 1 剂，每剂分 4 次服。

四诊：耳下肿痛基本减退，体温正常。昨晚便蛔虫 1

条，有阵发性腹痛，每痛伴头汗出，四肢发凉，出现荨麻疹，肝可触及，有压痛，脉弦紧。根据辨证，前症基本好转，继发蛔厥证。按蛔厥证予椒梅汤 3 剂，排出数条蛔虫后腹痛消失。处方：

黄连 7g，乌梅 10.5g（去核），炒川椒 10.5g，黄芩 17.5g，姜半夏 10.5g，枳实 10.5g，白芍 10.5g，干姜 7g，人参 10.5g。

五诊：前症悉退。感困倦，口微干，饮食增进。此乃余热未尽，予竹叶石膏汤 2 剂善后。处方：

竹叶 10.5g，石膏 28g（先煎），麦冬 17.5g，党参 10.5g，半夏 10.5g，粳米 17.5g，甘草 10.5g。

10 日后随访，患者已参加劳动。

【按语】本例温毒热郁化火蕴结少阳经络证，治以清热解毒、疏风散邪。方用普济消毒饮去陈皮，加金银花、蝉蜕以增强清热疏风散邪之力。二诊仍高热不退，疼痛加重，伴淋巴结肿大有压痛，继前方加蒲公英、紫花地丁增强清热解毒之效，三诊、四诊前症基本好转，继发蛔厥证。予椒梅汤温中、攻积、杀虫，此乃调和脾胃、驱虫攻积同治。五诊前症悉退，余热未尽，予竹叶石膏汤。本例用普济消毒饮去陈皮因内有实热，而陈皮性温，味辛、苦，性温助热重，味辛易耗气伤阴，味苦易伤津败胃，故去陈皮。

14. 暑痉卫分兼气营重证案（钩端螺旋体病）

杨某，女，5岁。

主诉：因发热头痛5天，失语昏迷3天。于1966年10月10日急诊入院。起病时微恶寒，继之发热头痛，嗜睡，渐进入昏迷。时手足抽搐，牙关紧闭，但有哭声，口干，大便正常，小便黄。诊查：舌苔薄黄，舌质红，脉滑数。颈部有抵抗感，布氏征阳性，克氏征阳性。体温39.3℃。脑脊液无色透明，葡萄糖2.8mmol/L，细胞计数36×10⁶/L。血清暗视野显微镜检查：钩端螺旋体8条/滴。辨证：暑痉卫分兼气营重证。

治法：清热解毒，清营凉血，息风开窍。方用银翘白虎增液汤加钩藤、白僵蚕，1剂。处方：

金银花35g，连翘35g，生石膏70g（先煎），麦冬28g，粳米17.5g，生甘草10.5g，鲜苇根140g，生地黄35g，玄参35g，知母14g，钩藤24.5g，白僵蚕10.5g。

加水煎取400mL，分4次服。配服安宫牛黄丸2丸，每4小时服半丸。

二诊：病势稍减，但仍昏迷，便蛔虫6条，小便黄，舌苔薄黄，舌质红，脉细数。体温38℃。方用至宝丹2丸，每4小时服半丸。

三诊：时昏时睡，不语，口干欲饮，二便正常。舌苔薄白略黄，舌质红，脉细数。体温36.8℃。治宜增液凉血，芳香开窍。方用增液汤加郁金、石菖蒲、钩藤、僵蚕。1剂。处方：

生地黄 35g，麦冬 28g，玄参 35g，郁金 14g，石菖蒲 17.5g，钩藤 24.5g，僵蚕 10.5g。

四诊：仍嗜睡，口干欲饮，能进食，二便正常。舌苔薄白，舌质红，脉细数。体温 36.4℃。原方药继服 1 剂。

五诊：诸症俱消退，腹微胀。舌苔薄白，舌质红，脉细弱，体温 36℃。仍用原方药 1 剂。

六诊：诸症全消，无任何不适。舌苔正常，脉细弱。体温 36.8℃，病愈。带上方药 2 剂，出院。

【按语】温病暑痉以急骤发热，头项强痛，四肢抽搐，神昏，呕吐等症状为特征。本例初诊断为暑痉卫分兼气营重证，方用银翘增液汤加钩藤、僵蚕，配服安宫牛黄丸。米老认为金银花、连翘因其有清热解毒、透邪出表之作用，合增液汤则更具清营透气、凉血解毒之效；加钩藤、僵蚕息风；配服安宫牛黄丸清心开窍，息风解痉。二诊时病势稍减，但仍昏迷，遂改服至宝丹开窍解痉。三诊时已转为时昏时睡，不语，故予增液汤加郁金、菖蒲、钩藤、僵蚕等凉血息风，芳香开窍解语，连用 3 剂病愈。米老很少用清营汤原方，主要考虑犀角价贵货缺（现为禁用品，可用水牛角代），而常用增液汤加金银花、连翘，同样可获得清营凉血之效。本案例虽未用清营汤但处方含其意，以安宫牛黄丸、至宝丹递进，善用增液汤加味，是其特点。

附：中医防治钩端螺旋体病 657 例概述

钩端螺旋体病是一种自然疫源性急性传染病。米伯让先生认为本病属于中医学"温病时疫"之范畴，由于陕西省以 9~10 月为流行高峰，故名"秋温时疫"。米伯让先生于 1963~1968 年亲自深入疫区，主治钩端螺旋体病患者 657 例，治愈率为 98.92%，归纳出了钩端螺旋体病的中医证型有伏暑、湿温、温燥、温黄、温毒、暑痉 6 种类型，提出了一套完整有效的中医防治方案（详见《中医防治十病纪实》）。像这样对一种急性热性病进行中医防治研究，历时之久，规模之大，例数之多，疗效之佳，中华人民共和国成立以来在中医界是罕见的。该病防治思想归纳有以下几点：

（1）中医治疗钩端螺旋体病必须始终贯彻"存津液，保胃气"和"扶正抗邪"这一中心思想

"存津液，保胃气"和"扶正抗邪"是中医学治疗热性病的宝贵经验，也是米伯让先生治疗钩端螺旋体病的中心思想。这个宝贵经验首见于《伤寒论》，历代有所发挥，至明清温病学说创立，更把它提高到重要地位。清代喻嘉言论述津液在生理病理上的重要意义说："胃藏津液，水谷之海，内充脏腑，外灌形骸。津多脉盛，津少脉衰，津结病至，津竭祸来。""存津液，保胃气"这一原则，随着热性病病机的变化，在方剂的选择、配伍应用方面也有所体现。

如《温病条辨》辛凉解表之桑菊饮、银翘散，均用鲜芦根以清热生津，且在方后语中叮咛："二三日病犹在肺，热渐入里者加细生地、麦冬以保津液，再不解或小便短者加知母、黄芩、栀子之苦寒，与麦冬、地黄之甘寒，合化阴气，而治热淫所胜。"阳明证所用之白虎汤中，知母清热养阴，粳米、甘草和胃养阴；阳明腑实证用承气汤攻下，乃釜底抽薪，急下存阴；清燥救肺汤治伏暑化燥之咯血重证，方中桑叶轻宣肺燥，生石膏清肺胃燥热，阿胶、麻仁、麦冬润肺滋阴，人参、甘草益气生津，杏仁、枇杷叶肃降肺气，燥得以润，气得以降，故热退而咯血止；增液汤之增液润燥；余热未尽，善后调理用竹叶石膏汤，生石膏清热，人参、麦冬益气生津，粳米、甘草安中和胃，半夏降逆止呕，合奏清热生津，益气和胃之效这些治疗经验无不贯穿以"存津液，保胃气"和"扶正抗邪"这一中心思想。

（2）伏暑证活用金银花、连翘

本病中伏暑证最多见，占全部病例的85.37%，其中在卫分证就诊的患者有196例（体温在39℃以下的伏暑卫分证病例未包括在内），皆用银翘散治愈，退热时间平均为2日。无酿成变证、危证者。据米老的经验，银翘散（汤）中金银花、连翘的用量，一般为17.5～35g，不要低于17.5g，否则会影响疗效。金银花、连翘无论病在卫、气、营、血皆可应用，因其有清热解毒、透邪出表的作用。如气分证用白虎汤加金银花、连翘；清营汤中本有此药；气血两燔证用白虎增液汤加金银花、连翘、白茅根，或再加黄芩、栀子、黄连以加强药物的协同作用，疗效更好。

（3）本病发展过程可分为卫、气、营、血四个阶段，临床表现多见兼证，不可截然划分

以卫分证为例，除单纯卫分证外，尚有卫分兼气分，卫分兼营、血分证。所谓兼证，即次要矛盾。卫分兼见营、血分证，本质上是卫分证，仅兼见少许衄血或舌边尖质绛、心烦不安。若气分兼卫分证，则以阳明经证大热、大汗、口大渴、脉洪大为特点，兼见微恶寒，此时应重用白虎汤加金银花、连翘，不必用银翘散全方，否则主次不分，药物庞杂，反而影响疗效。一般用白虎汤，多强调四大症状俱全，即所谓典型白虎汤证。但观察本病气分证，以大热、有汗、脉洪大或滑数为主，而大汗或大渴则不多见，卫分兼证多不明显，如用银翘散（汤）加生石膏、知母则药轻证重，若用白虎汤（生石膏 70g，知母 28g，粳米 17.5g，甘草 10.5g）加金银花、连翘则药证相当，疗效显著。故本病临证不必过分强调四大症状悉具才用本方。

（4）伤寒下不厌迟，温病下不厌早

米老观察本病有热淫所胜、伤津耗液的特点，在伏暑气分阳明腑实证采用白虎汤加大剂增液汤多能达到"增水行舟"而随大便解之效。再不解而里热炽盛者，加黄芩、焦栀子、黄连之苦寒合白虎增液之甘寒，则多取效。也可视腑实轻重，慎用调胃承气汤或大承气汤、小承气汤以达泄热通便之目的。

（5）谨守病机，重在变通

初诊病例若辨证无误，热势不衰或有病进之势者，乃

病重药轻，不必改弦易辙，可继用原方一二剂，或 2~3 小时服一次，每日进两剂，多能取效。又某些重型病例，如气血两燔证者，经用清气凉营重剂治疗后，热势减退，体温下降，此时多虑药过病所、伤及正气，若改投轻剂，每见热势再起，故宜谨守病机，持原方不变，或小制其剂，1~3 日后以待热退、脉静、身和，再用轻剂善后。

（6）余热未尽，重在益气养阴

余热未尽、正气未复病例，绝大部分用竹叶石膏汤善后，疗效满意。个别重笃病例，投之不能清其余热，审其病机，乃正邪胜复致阴精耗损，改用滋阴退热、养液润燥的加减复脉汤而取效。

15. 温毒发斑夹肾虚病气脱血瘀寒厥证案（流行性出血热低血压期）

张某，男，51 岁，农民。

初诊（1965 年 11 月 3 日）：恶寒、发热 5 天，病情突然加重。症见面色苍白，四肢厥冷，烦躁不安，无热恶寒，体温 35.5℃，眼睑及球结膜明显浮肿，前胸及两侧腋下有鞭挞样出血点，腰痛似折，当日腹泻 4 次，内容为前一日新进未消化的饮食。舌质淡，舌苔白略黄，脉微，血压 80/70mmHg。西医诊断：流行性出血热，低血压期。中医诊断：冬温时疫气脱血瘀寒厥证。急用六味回阳饮加葱白，以益气固脱，温中回阳。处方：

黄附片 35g（先煎），干姜 52.5g，炙甘草 35g，人参

17.5g，熟地黄 35g，当归 35g，葱白 4 根。

24 小时内连进 3 剂后，患者自觉舒适，症状明显减轻，要求喝饮稀粥，四肢转温，泄泻止，脉象明显可触及，血压回升至 100/70mmHg。继改用当归四逆汤加人参 3 剂，以温经散寒，养血通脉，安全渡过险情。处方：

当归 17.5g，桂枝 10.5g，芍药 10.5g，细辛 10.5g，炙甘草 10.5g，通草 7g，大枣 4 枚，人参 10.5g。

三诊：时昏嗜睡，不语，口干欲饮，二便正常。舌苔薄白略黄，舌质红，脉细数。体温 36.8℃。治宜增液凉血，芳香开窍。方用增液汤加郁金、石菖蒲、钩藤、僵蚕，1 剂。处方：

生地黄 35g，麦冬 28g，玄参 35g，郁金 14g，石菖蒲 17.5g，钩藤 10.5g，僵蚕 10.5g。

四诊：仍嗜睡，口干欲饮，能进食，二便正常。苔薄白，舌质红，脉细数。体温 36.4℃。原方药继服 1 剂。

五诊：前症消退，腹微胀。舌苔薄白，舌质红，脉细弱。体温 36℃。仍用原方药 1 剂。

六诊：诸症全消失，无任何不适。舌苔正常，脉细弱。体温 36.8℃。带上方药 2 剂，病愈出院。

【按语】流行性出血热乃为热病，热病中出现热厥，从理论上易被接受，然热病中出现寒厥，则较难理解且易被忽视。本例从症状、辨证论治与疗效均说明乃寒厥无疑。因此，米老先生指出，寒厥、热厥的临证鉴别，应以患者出现的具体证候为诊断依据，切不可以认为热性病若出现厥证必然是热厥证。临证时必须客观全面准确地搜集临床资料，在此基础上进行辨证求因，审因立法，分清主次，以法定方。先生通过自己防治本病的亲身体验，提出了"热病寒厥当慎辨"之告诫。

16. 温毒发斑夹肾虚病寒厥证案（流行性出血热休克期）

孟某，男，51 岁。

初诊（1970 年 11 月 7 日）：因恶寒发热，伴有腰痛，全身不适就诊。经某医疗站治疗 6 天后，寒热已退，但仍腰痛，周身困痛，恶心呕吐，口干口渴，大便稀黄，每日 6~7 次，夹有泡沫。体温 37.4℃，血压 80/70mmHg。颜面浮肿，眼睑及球结膜水肿极为明显，前胸、两腋下及上臂内侧均有散在出血点，肾区压痛和叩击痛（+），尿蛋白（+++）。舌苔黄燥无津，脉象细弱无力。西医诊断：流行性出血热休克期。中医诊断：温毒发斑夹肾虚病，寒厥证。治法：益气固脱，回阳救逆。方宜急煎服六味回阳饮 1 剂。处方：

黄附片 35g（先煎），干姜 52.5g，炙甘草 35g，人参 17.5g，熟地黄 35g，当归 35g。

同时用 50% 葡萄糖注射液 250mL 加维生素 C 1g，静脉推注 100mL 后继续滴入，30 分钟后血压回升到 100/80mmHg。4 小时后患者安静，血压平稳，脉象较前有力。改用当归四逆汤加参须 1 剂，以温经散寒、养血通脉。

处方：

当归 17.5g，桂枝 10.5g，杭芍 10.5g，细辛 10.5g，炙甘草 10.5g，木通 10.5g，大枣 4 枚，参须 7g。

二诊：次日血压稳定在 114/80mmHg，仍周身困痛，口干口渴，恶心，水入即吐，大便呈褐黄色稀水，每日 7～8 次，小便仅有几滴，尿蛋白（＋＋＋＋）。脉象弦缓，舌质干红少苔。改用知柏地黄汤加焦栀子、黄芩、麦冬、阿胶，服 1 剂。处方：

生地黄 35g，山药 14g，山萸肉 14g，茯苓 10.5g，泽泻 10.5g，黄芩 10.5g，麦冬 35g，阿胶 10.5g（烊化），知母 28g，黄柏 10.5g，牡丹皮 17.5g，焦栀子 14g。

三诊：药后症见口苦，咽干不欲饮，头重痛，呕吐，恶心频繁，小腹胀痛，当晚夜尿 160mL，脉弦滑而数。此乃三焦不和，肝胃郁热，通调水道功能障碍，水热互结。法当和解少阳，养阴利水。予柴胡猪苓汤 3 剂。处方：

柴胡 14g，姜半夏 10.5g，黄芩 10.5g，党参 10.5g，生姜 10.5g，炙甘草 10.5g，大枣 2 枚，猪苓 17.5g，茯苓 35g，泽泻 17.5g，滑石 21g，阿胶 10.5g（烊化）。

四诊：药后呕吐诸症好转，改用知柏地黄汤 5 剂，以滋补肝肾，清热利尿。处方：

知母 28g，黄柏 10.5g，生地黄 35g，山萸肉 14g，怀山药 14g，牡丹皮 17.5g，泽泻 35g，茯苓 35g。

药后尿量逐渐增加到每日 2000mL 左右，尿蛋白（＋）。

但食欲极差，舌质红赤无津，伸吐困难，口唇干燥并生疱疹，精神萎靡，情志抑郁。此为胃阴不复，脾气不振，不能纳谷以化津之故。法当滋补胃阴，醒脾生津。予益胃汤加砂仁、党参、白术、莲子、菖蒲，连服3剂。处方：

沙参10.5g，麦冬10.5g，生地黄35g，玉竹10.5g，冰糖7g，砂仁10.5g（后下），党参10.5g，白术10.5g，莲子10.5g，菖蒲10.5g。

五诊：药后诸症明显好转，纳食日增，舌苔转薄黄而润，脉象弦缓，血压稳定在（130~120）／（90~80）mmHg，24小时尿量在3000mL左右，尿蛋白微量，改服参麦地黄汤，以补益肺肾、益气敛阴。继之以竹叶石膏汤生津和胃，益气养阴，调理而愈。

1970年11月28日复查尿蛋白消失，痊愈出院。

【按语】本案例系流行性出血热休克期，米老辨证施治得当，故收效十分显著。患者入院后诊为温毒发斑夹肾虚并寒厥证。血压80/70mmHg，脉细弱无力，故急服六味回阳饮1剂救逆，并用葡萄糖注射液推注、静滴。待血压回升后，即改用当归四逆汤加参须1剂，温经散寒，养血通脉。药后血压已稳定，但尿仅几滴，已进入少尿期，故用知柏地黄汤加味，滋阴凉血，降火利尿。服药1剂，症见水热互结，故改予柴胡猪苓汤和解少阳，养阴利水。服药3剂后，呕吐诸症好转，复用知柏地黄汤继续滋补肝肾，养阴清热利尿。药后尿量渐增，但症见胃阴不复，脾气不振，故以益胃汤加味为治，健脾益胃。药后症状明显好转，但已进入多尿期，故改服参麦地黄汤补益肺肾，益气敛阴，继之以清热生津、益气和胃之竹叶石膏汤调理而愈。

17. 温毒发斑夹肾虚病卫分证案（流行性出血热低血压期）

李某，男性，41 岁，农民，1965 年 11 月 24 日入院。

初诊：口干，微渴，喜饮，恶心，寒轻热重，无汗，头痛，腰痛，大便正常，小便淡黄量少。面色潮红，球结膜水肿，胸、腹、腋有血疹，唇干，舌苔薄白，舌质红，脉象浮滑而数。体温 38℃。尿常规示尿蛋白（+），白细胞 0~2 个/HPF，颗粒管型 1~2 个/LPF。中医诊断：温毒发斑夹肾虚病卫分证。治以辛凉解表，透热解毒，方用银翘散 1 剂。处方：

金银花 17.5g，连翘 17.5g，豆豉 10.5g，牛蒡子 10.5g，薄荷 10.5g（后下），荆芥穗 7g，桔梗 10.5g，生甘草 14g，竹叶 10.5g，鲜芦根 35g。

二诊：头痛，腹胀，口干渴，大便呈糊状 1 次，尿少而黄如茶样，有白色絮状物，视物不清，恶心，腰及腹痛甚，球结膜充血水肿明显，上腭有出血点，前胸及两腋出血点及搔抓状出血斑明显密集，脉象滑数，血压 80/60mmHg。方用当归四逆汤加党参，2 剂。处方：

当归 17.5g，桂枝 10.5g，杭芍 10.5g，细辛 10.5g，炙甘草 10.5g，木通 10.5g，大枣 4 枚，党参 17.5g。

三诊：视物较前清楚，头痛，头晕，腰痛略轻，球结膜充血及水肿略减轻，尿量少色深黄如茶样，有多量白色絮状物，呼吸尿味较前增重，自觉口内有尿味，口干苦，大便黑糊状，血压 126/90mmHg，出血斑如前，舌苔白厚腻，脉象弦滑而数，方用知柏地黄汤加栀子、黄芩、麦冬、阿胶，4 剂。处方：

知母 28g，黄柏 10.5g，生地黄 35g，山萸肉 14g，怀山药 14g，牡丹皮 17.5g，泽泻 35g，茯苓 35g，栀子 10.5g，黄芩 10.5g，麦冬 17.5g，阿胶 14g（烊化）。

四诊：头略晕不痛，腰痛轻，大便 1 次，呈酱黄色糊状，尿量增多，口不甚渴，食纳好转，舌苔薄白略黄，脉象虚大而数，原方去黄芩、栀子，加五味子，1 剂。

五诊：身困，头略晕，大便 1 次，酱黄色，无其他不适。舌苔正常，脉象虚大而数。方用参麦地黄汤 1 剂。处方：

党参 17.5g，麦冬 14g，五味子 7g，熟地黄 28g，山药 14g，山萸肉 14g，茯苓 10.5g，泽泻 10.5g，牡丹皮 10.5g。

六诊：尿量较多，尿蛋白微量，别无其他不适，舌苔薄白而润，脉象虚数，方继用参麦地黄汤，连服 4 剂，于 1965 年 11 月 25 日痊愈出院，出院 3 天后复查尿蛋白为阴性。

【按语】本病初诊症见恶寒轻、发热重、无汗、头痛、腰痛，为新感之邪束于肌表脉络，毛窍闭塞，热郁肌肤不得外透。口渴、舌苔薄白，脉象浮数，乃邪热伤津、尚未化燥，其病在表；为卫气攻表抗邪外出之象，球结膜水肿，胸、腹、腋下有斑疹隐隐，为温毒从血分发出，肌肤脉络充血，将要发斑之征。患者平素肾气不足，感受温毒，损及于肾，腰为肾之府，故见腰痛。

治疗宜辛凉解表，透热解毒，顾护肾气，以达扶正祛邪。纵观本例一诊用银翘散，二诊用当归四逆汤，三诊、四诊用知柏地黄汤加味，五诊用参麦地黄汤而痊愈，反映了临证要谨守辨证求因，审因立法，分清主次，依法定方，加减有度之法。

18. 温毒发斑夹肾虚病卫分兼见气分证案（流行性出血热低血压期）

芦某，女，32 岁，农民。

以恶寒高热，口渴，腰背痛 3 天之主诉于 1970 年 11 月 12 日下午入院。3 天前发冷发热，自认为感冒，仍下地劳动，昨天症状加重。现无汗，口渴喜饮，小便短赤，大便正常。体温 40.1℃，血压 120/80mmHg，神清，酒醉貌，球结膜充血及轻度水肿，右腋下有散在性少数鲜红色皮下出血点，两侧肾区压痛（+），尿蛋白（+），两肺正常，心界不大，律齐，心率 132 次/分，腹软，肝脾未扪及。脉象浮滑而数，舌苔白厚，舌尖红赤。中医诊断：温毒发斑夹肾虚病卫分兼见气分证。入院后即服银翘散加生石膏。处方：

金银花 35g，连翘 35g，豆豉 10.5g，牛蒡子 10.5g，薄荷 10.5g（后下），荆芥穗 7g，桔梗 10.5g，甘草 14g，竹叶

10.5g，鲜芦根 35g，生石膏 35g（先煎）。

3 小时后体温 40.8℃，头部枕冷袋降温，并肌注复方氯丙嗪 1 支。体温稽留 40℃左右持续 2 天，继服上方加知母 28g，天花粉 17.5g，4～6 小时半剂，连服 2 剂，体温仍不退，口干渴甚，无汗，脉滑数，苔黄，舌质红。改服白虎增液汤加焦栀子、黄芩、金银花、连翘。处方：

生石膏 35g（先煎），知母 14g，粳米 17.5g，生甘草 10.5g，生地黄 28g，麦冬 28g，玄参 35g，焦栀子 10.5g，黄芩 10.5g，金银花 17.5g，连翘 17.5g。

每日服 2 剂后，大便日行数次，呈黄褐色，尿量 1400mL/d，体温开始缓慢下降，胸骨剑突附近及右腋下出血点增多。

1970 年 11 月 14 日：上午体温 38.8℃，烦躁，谵语，心率 120～140 次/分，血压 80/60mmHg，脉细数无力，苔黄厚腻，舌质红。静注 50%葡萄糖注射液 50mL 加维生素 C 0.5g，口服当归四逆汤。处方：

当归 17.5g，桂枝 10.5g，杭芍 10.5g，细辛 10.5g，炙甘草 10.5g，木通 10.5g，大枣 4 枚。

4～6 小时半剂，连服 2 剂，血压波动在（80～70）/（60～50）mmHg，24 小时尿量 190mL。

1970 年 11 月 16 日：上午体温正常，血压 112/90mmHg，尿蛋白（++++），服知柏地黄汤加味 1 剂。处方：

知母 28g，黄柏 10.5g，生地黄 35g，山萸肉 14g，西洋参 10.5g，怀山药 14g，牡丹皮 17.5g，泽泻 35g，茯苓 35g，

杜仲 14g。

晚饭后，烦躁、谵语加重，手足蠕动，双手外扬，撮空理线，口干渴，苔黄无津，舌质红绛，心率 130 次/分，脉数无力，服三甲复脉汤加参须，1 剂。处方：

生鳖甲 35g，生龟甲 35g，生牡蛎 35g，阿胶 10.5g（烊化），生杭芍 28g，生地黄 35g，麦冬 28g，炙甘草 35g，麻仁 10.5g，参须 10.5g。

服药后上述症状明显改善，24 小时尿量 900mL，继服上方 1 剂。

1970 年 11 月 17 日：上午尿量 1700mL，诸症大减，欲进食，改服知柏地黄汤 3 剂。处方：

知母 28g，黄柏 10.5g，生地黄 35g，山萸肉 14g，怀山药 14g，牡丹皮 17.5g，泽泻 35g，茯苓 35g。

药后尿量达 3000mL 以上，尿蛋白（++）。因邪热未尽，改服竹叶石膏汤调理善后。

1970 年 11 月 21 日复查尿蛋白（+）。25 日复查尿蛋白（-），身体渐好转，食纳增加。于 11 月 30 日痊愈出院。

【按语】本病初诊温毒发斑夹肾虚病卫分兼见气分证，入院后即服银翘散加生石膏 1 剂。后体温仍不退，口干渴甚，无汗，脉滑数，苔黄，舌质红，病在气分阳明经，改服白虎增液汤加焦栀子、黄芩、金银花、连翘，加强药物的协同作用。血压下降后，以当归四逆汤加党参温经散寒，益气养血通脉。缓冲后用方知柏地黄汤加味滋补肺肾，凉血解毒。后期热邪深入下焦，灼伤真阴，出现肝肾阴精耗竭之厥证，选方三甲复脉汤加参须滋阴养血，潜阳息风。恢复期余热未尽，改服竹叶石膏汤调理善后。特别注意的是，在流行性出血热治疗中，预防低血压期是治疗本病的关键。

19. 温毒发斑夹肾虚病尿闭证案（流行性出血热少尿期）

李某，男，45 岁，干部。

1968 年 2 月 15 日因发热待查就诊于户县惠安化工厂职工医院。入院后经检查，诊断为流行性出血热少尿期，经用中西药治疗无效，邀米老会诊，协助治疗。当时有省防疫站苏子毅医师陪同。患者症见高热烦躁，颜面浮肿，全身遍布搔抓样血斑，舌质绛，苔黄干，脉洪滑数。尿闭3 日，大便未解。米老观其脉证，问中医治疗用何方药，该院医师谓用清瘟败毒饮。米老阅病历记录无误，唯方药剂量皆小，其中生石膏用量三钱（10.5g），无济于事。本病辨治：温毒发斑夹肾虚尿闭证。

米老将方药用量调整如下，其中生石膏必用 70g，并加生大黄、木通。处方：

犀角 10.5g（锉末先煎），生地黄 35g，赤芍 17.5g，牡丹皮 17.5g，生石膏 70g（先煎），知母 28g，甘草 17.5g，黄连 10.5g，黄芩 10.5g，焦栀子 14g，连翘 17.5g，玄参 35g，桔梗 10.5g，生大黄 10.5g（后下），竹叶 10.5g，木通 10.5g。

仍用此方服用两剂，以观后效。3 日后，又请米老会诊，该院医生告知，经服米老调整剂量之方药 1 剂，高热即退，二便即通。继服两剂，诸证皆减，尿量日渐增多，提示将转入多尿期，米老谓宜滋补肾阴，生津敛阴，方用麦味地黄汤，每日服 1 剂，6 剂即可。若余热未尽，可用竹叶石膏汤益气生津，清热和胃。处方：

麦冬 35g，五味子 10g，生地黄 35g，山药 14g，山萸肉 14g，牡丹皮 14g，茯苓 14g，泽泻 14g。

嘱患者以小米加赤小豆之类煮粥调理。后随访该病已愈。

【按语】本病瘟毒发斑夹肾虚尿闭证，多由温毒侵入营血，阳明胃热化燥，导致三焦相火亢极，以致脏腑燥热，耗伤营血，津液衰少，耗伤肾阴，血瘀津枯，津亏燥极，故见尿闭点滴不通，下焦火滞血瘀，腑气不通故见大便未解。法当清营解毒，凉血散血，大清燥热，通泻二便，泻火救阴，治之而愈。

20. 温毒发斑夹肾虚病并毒邪侵伤脑神证案（流行性出血热并发脑水肿）

陈某，男，40 岁，农民。

时 1969 年冬季，兴平流行性出血热大流行，米老前往参加防治。某日深夜，县防疫站急邀米老为在庄头医院住院的一位患流行性出血热并发脑水肿的危重患者会诊。患者症见高热昏迷，全身血斑弥漫，双目瞳孔大小不等已 2 天。用压舌板开口察舌，舌苔干燥焦黑如煤，手指摸之无津，脉洪滑细数，大便 2 日未解。经该院用西药治疗未见好转。米老观其脉证，诊为温毒发斑夹肾虚病并发毒邪侵伤脑神证。方用清瘟败毒饮加生大黄、木通。处方：

犀角 10.5g（锉末先煎），生地黄 35g，赤芍 17.5g，牡丹皮 17.5g，生石膏 70g（先煎），知母 28g，甘草 17.5g，连翘 17.5g，桔梗 10.5g，黄连 10.5g，黄芩 10.5g，焦栀子 14g，玄参 35g，竹叶 10.5g，生大黄 17.5g（后下），木通 17.5g。

每日服 1 剂，煎出 400mL，一日夜分 4 次鼻饲，徐徐灌服。服 1 剂病情无恶化，继服两剂。并配服安宫牛黄丸，每次 1 粒，以观后效。3 日后医院告知米老患者病情好转，米老又前往，见患者神志清醒，既能说话，亦能进食，二便通畅，高热已退，血斑渐敛，舌上黑苔已退。米老谓舌苔干燥色黑如煤、手指摸之无津，见此舌苔尚属首次，随证变化嘱其药味递减，继服本方两剂。若余热未尽，改用竹叶石膏汤生津养阴，益气和胃。并以大米粥、小米粥饮食调理，以冀恢复。

【按语】 本案发病机理乃毒邪侵伤营血，阳明燥极化火，损伤脉络，迫血妄行，三焦相火亢极，通调水道功能失调，上而侵伤脑神，故见昏迷；肾阴过耗，则两目瞳孔失衡，大小不等；肾司二阴，阴液亏损，水道障碍，故二便不通；淫热火毒燔灼阳明，外窜经络，内攻脏腑，充斥表里上下，导致气血逆乱，可见血斑弥漫。舌苔干燥，黑如煤色，乃热极化火，津液大伤之危证。本证来势急剧，病情险恶，当急用清营解毒，凉血散血，大清气分，泻火救阴，通调水道之法。方选清瘟败毒饮加味以灭其炎炎之势，配服安宫牛黄丸清热开窍。后期余热未尽，改用竹叶石膏汤益气生津养阴而收功。

21. 温毒发斑夹肾虚病卫分证案（流行性出血热发热期）

秦某，女，57岁。

发热，微恶寒，伴有头痛、身痛3天。舌质红，苔薄白，脉浮数。查体：体温38.3℃，血压110/70mmHg，颜面及球结膜潮红，软腭、胸、背部有针尖样出血点，两腋有条索状出血点，肾区轻叩击痛。尿常规检查：尿蛋白（+++），红细胞（+）。西医诊断：流行性出血热发热期。中医诊断：温毒发斑肾虚病卫分证。先后用银翘散加味、竹叶石膏汤治疗，未出现低血压、少尿、多尿现象而治愈。

【按语】本病初诊为温毒发斑夹肾虚病卫分证，以发热、微恶寒为主要临床表现。米老使用银翘散加味以辛凉解表、透热解毒，使邪热得解；后用竹叶石膏汤治疗，以保其津液，清其余热，祛邪而不伤正。对于流行性出血热，米老善用银翘散加味退热，同时对低血压期、少尿期、多尿期有一定的预防作用。

附：中医防治流行性出血热82例概述

流行性出血热是一种自然疫源性急性传染病，米老认为本病属于中医学"温病时疫"范畴之"温毒发斑夹肾虚病"。于 1964 年、1965 年、1970 年深入疫区，共收治 82 例（均按全国防治流行性出血热经验交流会议标准，1975），治愈 70 例，死亡 12 例（10 例死于休克，其中 6 例入院即深度休克，另有 1 例死于尿毒症、急性肺水肿，1 例死于低钠、低钾综合征，此 12 例皆因家属送院太晚所致）通过防治，提出了一套完整有效的中医防治方案（详见《中医防治十病纪实》）。现略选先生临证遣方用药之思路与方法介绍如下。

（1）本病在发热期用中医治疗消除中毒症状较快，如恶寒、高热、头痛、口渴、腰痛、身痛等，一般用辛凉解表透热法，即银翘散加减治疗，多数病例可于 3 日内体温降至正常。

（2）在发热期应注意预防低血压，这是治好本病的关键。本病各期治疗中，中西医感到最棘手的就是低血压，也是"生死关"。本病发热第四五天，往往体温下降时出现低血压或血压波动在 80/60mmHg 上下，甚或下降到零，患者脉象突然转变沉细或细微甚或摸不到，手足皮肤逐渐发凉，病情逐渐转重。中医认为这是厥逆证的出现，此时的治疗非常被动、棘手、危险。治疗上考虑如何能提前预防低血压，是减少死亡率、提高治愈率的一个重大问题。米老认为流行性出血热患者发热到第 4～6 天而出现厥逆证，是符合《黄帝内经》所说"一日太阳，二日阳明，三日少阳，四日太阴，五日少阴，六日厥阴"的发展规律的。若以六经病机传变说分析，"太阳与少阴相表里"，是为热性病太阳经与少阴经相互转化的内在根据。"太阳之上，寒气主之，中见少阴。""少阴之上，热气主之，中见太阳。"本病发热期卫分证是病在三阳经，其病在表，突然出现厥逆里证，不外寒邪遏郁，阳气虚脱，或热毒偏亢，阴竭阳亡。上由正虚不能胜邪，鼓邪外出，致使少阴寒化，或热化而成厥逆诸症，以卫气营血辨证分析为"邪陷营血"，以三焦论证为"邪陷下焦"或"逆传心包"。推究言之，其理一致。但临床见证有"寒厥""热厥"。《黄帝内经》说："阳气衰下则为寒厥，阴气衰下则为热厥。""寒""热"是机体阴阳偏胜偏衰的反映。机体抵御外邪能力降低，三焦阳气虚衰则症见寒厥，法当回阳固脱，益气救阴。重证，方用六味回阳饮；轻证寒邪遏郁，血虚不能通阳，方用当归四逆汤加人参，养血益气，温经通阳。如机体功能偏亢，三焦相火亢极，耗津伤液，则症见热厥，法当急下存阴，泻火解毒，壮水制阳，方用解毒承气汤、黄龙汤、清瘟败毒饮、三甲复脉汤。厥证兼见呃逆不止者，方用黄连阿胶鸡子黄汤；厥证兼见吐下蛔虫者，方用椒连乌梅汤。此各地治疗本病厥证之经验，医者必须辨证施治。米老带领西安医学院中医教研组治疗本病的47例患者中，有20例出现低血压期。除8例中西医结合抢救未愈者外，中西医结合治愈者6例，单纯中医治愈者6例。其中有用六味回阳饮治愈者，有用解毒承气汤治愈者，还有患者有低血压倾向，用当归四逆汤后血压未继续下降，虽然例数不多，但说明中医中药对低血压有一定疗效，还应继续总结经验。虽然中西医对低血压的治疗各有方法，但总归是处于被动地位，提前预防治疗本病，避免出现低血压是为上策。米老常说："医生要想治好病，首先就得向患者学习，了解患者的病史、生活、得病原因，得到患者供给的充分情况，才能得到解决问题的办法。"询问流行性出血热患者患病原因，多系过度疲劳、饮食不适、受寒。中医学认为："劳倦伤气，饮食不适伤脾。"又说："肾为先天之本，脾胃为后天之本。"一旦人之元气受伤，脾肾虚损，加之风寒外袭，元气不能鼓邪外出，易致寒邪遏郁、阳气下陷而虚脱。此外，机体与病邪奋战而偏亢，化火为害，耗伤津液，致使热毒伤阴，阴竭阳亡。总之，在治疗早期，祛邪必须扶正。妄用大量苦寒药品，试图求得速效解热，反使邪热不得外透，寒邪遏郁，变证百出；更忌用大剂辛温助阳发汗药物解热，防止大汗耗阴以伤津，此时宜用辛凉解表发汗透热之剂。在这种理论的启示下，米老对发热期患者病在卫分时，用银翘散加葛根、升麻、党参、杭芍进行治疗观察，疗效显著。银翘散辛凉解表，透热解毒；葛根味甘、淡，性平，解肌，生津，止渴，鼓舞卫气使邪外出；升麻味甘、苦，性平，有解毒，凉血散热之用，可清血中之毒邪使之排出，以防内陷；党参味甘，性平，固阴益气，生津止渴；杭芍味微苦、酸，性平，平肝补血，散血敛阴。观察本方治疗20例高热患者的疗效，有14例未出现低血压，体温下降后无明显症状加重现象。此即《黄帝内经》"邪之所凑，其气必虚""正气存内，邪不可干"之意。本病机理为温毒乘虚侵入血分，加之风寒外袭，毛窍闭塞，热毒不得外透，郁于肌肤，故体表呈现斑疹隐隐、轻度水肿、充血、恶寒、发热。本病发热是邪正相争，正气抗御外邪的表现；口渴为热邪伤津的征象；恶寒无汗为邪束于表，热不得外透之故；腰痛因肾气不足；毒血凝于肌肤，故见斑疹隐隐。故米老以银翘散加党参、白芍、葛根、升麻作为本病卫分证预防低血压、休克的主方。腰痛阳虚者，加杜仲；阴虚者加知母，顾护肾气，以免意外之变。多次实践证明，这些经验是有效的。如病在卫分，服药后出汗与不出汗是决定下一步治疗被动与否的关键；若汗出彻底，热随汗解，就可减少许多被动治疗。因而言之，抓好早期卫分证的治疗，是治好本病的关键，并能预防本病中出现的厥证、低血压，就可减轻患者痛苦，降低死亡率。

（3）中药对延缓尿毒症血尿、少尿进展有一定的疗效。治疗少尿、血尿多用滋阴降火、凉血解毒利尿之法，服用知柏地黄汤加焦栀子、黄芩、麦冬、阿胶、白茅根。一般在3~4天可转入多尿。推其机理，可能是伤津耗阴，肾气亏损，应滋阴降火而利尿。

（4）本病在多尿期，为肺肾气阴两伤，不能收摄而出现多尿，宜用益气敛阴之法，一般服用参麦地黄汤6~8天遂转正常。恢复期多用竹叶石膏汤清理余热，益气生津和胃，调理而愈。

22. 疫斑案（斑疹伤寒）

王某，男，63 岁，居民。

因发热，尿频，腰痛于 1961 年 1 月 26 日入院。检查症见四肢、胸部有大片皮疹，色红，颜面潮红，精神极差，体温 38.5℃，血压 110/70mmHg，脉搏 111 次/分。尿常规：尿蛋白（+），少许红细胞、白细胞及颗粒管型。血常规无异常。西医诊为"泌尿系感染"。经治无效，并于 1 月 28 日病情恶化，患者神志不清，烦躁，经会诊确诊为"斑疹伤寒"。经用大量氯霉素、激素、输血等治疗，病情无变化，急请米老会诊。症见神志不清，谵语，口唇干裂，全身皮疹，色赤而鲜，肌肤发硬，尿少黄赤，大便 4 日未解，苔燥黄，脉大而数。中医诊断：伤寒阳毒夹斑，热入营血证。治则：清热解毒，凉血化斑。方药：犀角地黄汤合白虎汤。处方：

犀角 10.5g（另包、锉粉），生石膏 70g（先煎），知母 28g，粳米 17.5g，生地黄 17.5g，杭白芍 17.5g，牡丹皮 14g，炙甘草 10.5g。1 剂，水煎服。

二诊：神清热退，血压 90/70mmHg，舌苔黄，质红，脉大，方用清瘟败毒饮 3 剂。处方：

犀角 10.5g（另包，锉粉），生地黄 35g，赤芍 17.5g，牡丹皮 17.5g，生石膏 70g（先煎），知母 28g，桔梗 10.5g，焦栀子 14g，黄连 10.5g，黄芩 10.5g，甘草 10.5g，连翘

17.5g，玄参 17.5g，竹叶 10.5g。

三诊：诸症消失，精神好转，皮疹全部消退，痊愈出院。

【按语】 此例中医病名为疫斑，辨证又分阳毒夹斑和阴毒夹斑两种。此若辨析不明，一阴一阳，治若冰炭之反，临证宜慎重治疗观察。本例为阳毒夹斑证，治应大清气血之邪热，凉血消斑。若不及早治疗，将热极化燥，燥极化火，即可现难愈之危证。米老急投犀角地黄汤、白虎汤合方 1 剂，即热退神清，后减去犀角继服 3 剂，又用竹叶石膏汤调理而愈。此案关键在于临证辨阴斑与阳斑之别。方中犀角可用水牛角 50g 代替。

23. 秋瘟时疫风温证案（流行性乙型脑炎）

米某，女，15 岁，学生。

于 1951 年晚秋，因穿昨日洗涤未干之湿裤上学，返家即觉畏寒头痛，全身酸痛。家人以为外感风寒，投以生姜汤，令覆被汗解，未得出汗。至夜半恶寒发热加重，仍无汗。先生诊视脉象弦滑而数，舌苔黄腻。症见头痛，口苦，咽干欲呕，胸胁苦闷，寒热往来，不欲饮食。考虑为外感未得汗解，热郁少阳证。法当和解，投以和解少阳之小柴胡汤 1 剂。处方：

柴胡 14g，姜半夏 10.5g，党参 17.5g，黄芩 10.5g，甘草 10.5g，生姜 10.5g，大枣 2 枚。

服后仍未解，亦无汗。至翌晨出现谵语，躁动不安，此为热扰神明之象，且大便3日未解，为热邪传入阳明腑实三阳合病证，即投以大承气汤通下泻邪。不料传变迅速，药未煎服即现循衣摸床，谵语躁动加剧，日夜不休，面色呈现若火熏之色，尤以鼻翼迎香穴部位特别明显，始终无汗，不大便，尿少，颈项强硬，然无口渴引饮，脉仍弦滑洪大。米老认为热毒侵入营血化燥，三焦相火亢极之证，急投清瘟败毒饮加生大黄，凉血散血，养阴清气，泻火通便。处方：

犀角10.5g（锉，先煎），生地黄35g，赤芍17.5g，牡丹皮17.5g，生石膏70g（先煎），知母28g，甘草17.5g，黄连10.5g，黄芩10.5g，栀子14g，桔梗10.5g，连翘17.5g，玄参35g，竹叶10.5g，生大黄17.5g（后下）。

加水800mL，先煎犀角30分钟，再入诸药煎煮40分钟，过滤出300mL，连煎3次，除去沉淀药质，共量为800mL，每日夜分4次温服。服药1次，未见变化；服药2次后即解大便；服3次后便下蛔虫数条，谵妄停止，出现大汗淋漓，神怯懒言，呼吸微弱，身凉，脉细微，安睡。米老认为此乃机体邪正相争，正胜于邪之战汗，此病遂得以解。患者已气阴两亏，即投益气生津之条沙参17.5g，麦冬35g煎汤频服5日，并嘱饮大米稀粥，淡面汤养胃气，调理月余，身体始复正常，但头发脱落严重，足见此症耗伤气血甚重，幸未留下痴呆、语言失灵、下肢麻痹等后遗症。1个月后头发渐生，数月后恢复正常，体健至今。

【按语】此病发展之迅速，究其原因：①可能误用姜汤汗解，热郁于内，得姜之辛热之气，更为鸱张，病邪迅速传变至少阳、阳明而化燥。②秋令时节，燥气当令，不仅外界水分收敛，而且人体水液亦是过耗，生津润燥，养阴清气之药未及时投用，以致燥气炽盛，热毒侵入营血，气血两燔，三焦相火亢极。幸得此方清热解毒益阴，患者生命得以保全。余氏清瘟败毒之功效概可知矣。③本病初起在表，当用葱豉，葱姜汤亦可，目的使汗出得解。但为何汗不得出，值得深究。如用生姜汤取汗，姜用10.5g，配葱白四五根或淡豆豉，或葱豉汤，葱量宜大，服法啜饮、覆被，汗始出为度，表邪随汗解而愈，不至病邪传变三阳，造成危证。先生特别指出，凡使用姜汤取汗者定要慎之，切忌滥用。④方中犀角必须锉末入药先煎，否则无效，反成浪费。另石膏用量务必70~140g方可。⑤方中加减以适中病情为宜，不宜冒险而发生变证。如大便不通加生大黄17.5g，小便量少加木通10.5g，黄疸出现加茵陈35g。⑥本病西医病名流行性乙型脑炎，是依据发病患者证候和发病季节而拟定之病名，并非做脑脊液及血化检验之确诊病名，此受当时历史条件限制，望读者谅解，仅作参考。

二

杂病医案

1. 伤寒直中三阴寒厥暴脱证案（克山病并发休克）

张某，男，1960年初诊。

患者夜间突然发病，感心口难受，恶心欲吐，胸痛，气喘，呼吸迫促，四肢厥冷，双手无脉，血压测不出。米老诊为伤寒直中三阴寒厥暴脱证。嘱急用艾灸灸神阙穴20壮以升阳固脱。当灸至8壮时，收缩压升到70mmHg，脉搏出现。灸20壮时，血压恢复正常，症状明显减轻而脱险。

【按语】神阙穴居人体中央，为胎儿输送营养，灌注周身，同时是神气出入之门户，故名神阙，属任脉要穴，为真气所系之处。"神"乃变化莫测，"阙"指要处、门阙。任脉为阴脉之海，与督脉相表里，脐又为冲脉循行之所，督、任、冲三脉经气相通，内联十二经脉、五脏六腑，故神阙穴为经络之总枢。神阙穴主治尸厥、中风脱证、不省人事、角弓反张，具有回阳固脱、理气健脾、调整阴阳之功。故艾灸神阙穴可拯救急危重症。该穴配足三里治虚脱效佳。本例是米老在当时没有医药条件下采用的一种急救方法，系据《伤寒论》关于使用灸法治疗少阴病寒厥无脉证及"脉还者生""脉不还者死""脉暴脱出者死""微续者生"等文献的启示，结合米老临证实践，充分发挥中医学优势，为抢救急性克山病合并休克提供了一个重要的辅助疗法。

此后米老又用灸法治疗了 10 例克山病低血压伴心律不齐患者，皆获显效。艾灸处方：灸神阙及足三里（双侧），每日 1 次，每次 20 壮，5 天为一疗程。疗效观察：灸后收缩压上升 20~40mmHg，提示灸法不仅能使血压回升，而且有调整脉律的作用。如伴有腹胀、纳呆、心律不齐症状者，灸后食欲大增，脉律整齐，精神好转。米老曾于1959~1968年多次亲入疫区，用中医药对克山病进行防治观察，对克山病的病因、治疗提出了独到见解及一套完整的中医防治方案。（详见《中医对克山病的认识与防治》）

2. 伤寒血虚寒厥证案（克山病急性发作、心肌缺氧）

王某，女，1959 年 12 月 1 日就诊。

主因突发心口不适就诊。症见恶心欲呕，呼吸迫促，张口抬肩，四肢厥冷，神气苦楚，颜面口唇手指色青，舌苔白滑，脉微欲绝。中医诊断：伤寒血虚寒厥证（慢型克山病急性发作、心肌缺氧）。治法：温经散寒，养血通脉，益气和胃，平肝降逆。方用当归四逆汤加味 1 剂。处方：

当归 21g，桂枝 21g，白芍 21g，生姜 35g，大枣 8 枚，通草 14g，细辛 10.5g，人参 10.5g，吴茱萸 21g，白酒 60mL。

服第 1 煎后约 2 个小时，患者手足温暖，脉转有力，呼吸转平稳，心口难受和恶心症状消失。服药第 2 煎后，精神明显好转，症状消失，患者已脱险。

【按语】本例系克山病之厥证。患者平素心血亏损，心阳不振，上焦心肺之气不利，宗气不足，久病及肾，肾阳虚衰，内不能育元阴元阳，正气不足，突然过度受寒，机体无力抗御外邪，心气被遏，导致全身功能低下，各脏器功能无力代偿。心主血脉，为气血运行之主宰，心气虚，无力主宰血液运行，阳气不能随血脉通达于四肢体表，则见四肢厥冷，脉微欲绝。患者由于中气不足，脾胃虚弱，不能输布水谷之精以养心肺，心肺失养则血瘀，气虚则无力吸清吐浊，无以"走息道以行呼吸、贯心脉以行气血"，因而形成缺氧缺血现象，故呼吸迫促，颜面口唇手指色青，此为气衰血瘀运行障碍之表现。肝藏血，荣养肝体而补益肝用，"肝木生脾土"，肝脾失调，肝血失养则肝郁气逆，肝气横逆犯胃，胃虚失降则心口不适，恶心欲呕。故方中以温经散寒、养血通脉之当归四逆汤加人参、生姜、吴茱萸以益气和胃，平肝降逆，加入白酒 60mL，使诸药借助白酒上行，故 1 剂而证转。

3. 虚劳脱血案（再生障碍性贫血）

王某，男，23 岁。

因头晕乏力、间断发热 1 个月余于 1957 年 2 月 26 日住院。入院后，血常规：红细胞 $0.99 \times 10^{12}/L$，血红蛋白 $20g/L$，白细胞 $2.9 \times 10^9/L$，中性粒细胞比例 68%，淋巴细胞比例 36%，网织红细胞计数 0，血小板计数 $30 \times 10^9/L$。骨髓检查报告：再生障碍性贫血。经西医给予激素、输血、抗感染等治疗 2 年余，未见好转。病情危重，故请米老会诊。症见精神萎靡，面色萎黄，形体消瘦，头晕眼花，发热无力，心悸气短，食欲不振，鼻衄，齿衄，皮下紫斑，盗汗，皮肤苍白，尿黄，舌质红，苔黄，脉象沉细而数。中医诊断：虚劳血脱病，证属阴虚阳亢，迫血妄行。治宜滋阴清热，凉血止血。方用甘露饮加味。方药：

生地黄 28g，熟地黄 28g，天冬 10.5g，麦冬 10.5g，黄芩 10.5g，石斛 10.5g，枇杷叶 10.5g，枳壳 10.5g，茵陈蒿 10.5g，阿胶（烊化）10.5g，犀角 10.5g（锉末先煎），牡丹皮 10.5g，炙甘草 10.5g。每日 1 剂。

服药 19 剂后，诸症减轻。仍鼻衄，齿衄，舌红，苔黄，脉沉细数。上方加黄连、生大黄（后下）各 10.5g，生石膏 35g（先煎），每日 1 剂。

又服 13 剂，发热退，出血止。方中减去阿胶、犀角、牡丹皮、黄连、生大黄、生石膏，守甘露饮原方继服，每日1剂。若发热加犀角、牡丹皮；若鼻衄、齿衄及皮下出血加黄连、生大黄、生石膏、阿胶。服至40剂，复查血常规：血红蛋白58g/L，红细胞$1.8×10^{12}$/L。继服上方约200剂，患者精神正常，诸症消失。复查血常规：红细胞$3.4×10^{12}$/L，血红蛋白98g/L，白细胞$7.8×10^9$/L，血小板$120×10^9$/L。骨髓检查报告正常。痊愈出院。

随访25年，未复发。

【按语】 本例患者经西医药治疗2年余，输血26000mL，一直未见好转，用中药甘露饮6个多月治疗后稳定痊愈。米老认为，本例属阴虚劳热，阳亢化火，遂致迫血妄行。故选用甘露饮加味，滋肾胃之阴，清心胃之热。本例在用药上，以重用生地黄、熟地黄为主，重用地黄既能凉血止血，又有填精补髓，是该方之用药特色。本例之成功，除了及时制止发热和出血，有利于养阴药发挥作用外，在审证求因的基础上，坚持守方，也是一个关键。1981年，患者曾给米老来信，告知23年中一直未复发，多次化验检查情况一直正常。本例提示，甘露饮加味治疗再生障碍性贫血，有进一步探讨研究的价值。

4. 胞系了戾案（输尿管纡曲、肾盂积水）

张某，女，35岁。1974年12月3日就诊。1970年10月，患者因右侧腰疼，发热，尿频，尿少，血尿，尿道烧灼感去某医院检查，经尿培养、膀胱镜检、膀胱逆行造影、静脉尿路造影，诊为右侧输尿管纤曲，西医建议手术治疗。患者因不愿手术，于 1974 年 12 月 2 日邀请米老诊治。症见精神欠佳，面色晦暗，形体羸瘦，腰痛有冷感，尿频尿少，少腹急痛，血尿，腹胀。舌质淡，苔薄白，脉沉虚细。中医诊断：胞系了戾，肾阳不足证。治法：宜温补肾阳，化气行水。方用金匮肾气丸，改为汤剂。处方：

熟地黄 28g，山药 14g，山萸肉 14g，茯苓 10.5g，泽泻 10.5g，牡丹皮 10.5g，附子 3.5g（先煎），肉桂 3.5g。每剂加水 500mL，煎 2 次，早晚温服。每日 1 剂。

连续服上药 110 剂后，症状全部消失，劳累亦未发作。经某医院行肾盂逆行造影，未见肾盂积水及输尿管纤曲征。因疑逆行造影是否可将纤曲之输尿管通直，故又去某医院做静脉尿路造影，并与治疗前 X 线片进行对比，静脉尿路造影报告未见肾盂积水及输尿管纤曲征。

随访 13 年，未复发。

【按语】"胞系了戾"相当于"输尿管纤曲"。米老认为胞系即膀胱之系，相当于输尿管，故将"输尿管纤曲"诊为"胞系了戾"。所谓了戾，《舒氏女科要诀》云"了戾者，绞扭也"。对于本病的治疗，以金匮肾气丸主之。本方为温补肾阳之方剂，而该病皆由肾阳不足所致。方中以六味地黄丸滋补肾阴，以肉桂、附子温补肾阳，八味合用，阴阳平调，则肾气充足，诸症自除。正如《景岳全书》中所说："善补阳者，必于阴中求阳，则阳得阴助而生化无穷。"米老用肾气丸（改成汤剂为好）治疗男女输尿管纤曲

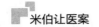

征，而且疗效肯定。

根据《金匮要略·妇人杂病脉证并治》中云，胞系了戾实际上是"转胞"病的主症。胞系，通指泌尿系；了戾，缭绕不顺，指脐下急痛、小便淋沥不通等症状。本例输尿管纡曲、肾盂积水，属难顽之症，米老结合中医诊断，投以《金匮要略》用治转胞病的肾气丸，竟起顽病。可见中医中许多古病名及疗法，若加以深度挖掘，对当今的许多疑难重症将具有重要的参考价值。此案已被收录于全国中医教材《金匮要略》讲义之中。

5. 胁癖并发臌胀案（肝硬化腹水、肾周围脓肿）

李某，男，34岁，农民。

初诊（1959年12月28日）：因腹胀1个月余，发热60天入院。患者于60天前发热，下午及夜间加重，未引起重视，继之于1个月前出现腹胀、食欲缺乏、尿少等症，经做各种检查，西医诊为"脾肿大待查"，经用大量抗生素及其他药物，效果不佳，转请中医治疗。入院查体：体温38.5℃，脉搏100次/分，血压100/60mmHg。腹膨隆，肝未及，脾大4~5cm，较硬，表面光滑，无明显压痛，腹水征（+），腰部左侧与第十二肋以下及第一腰椎水平处可见大片皮肤发红，局部肿胀，有压痛及波动感，穿刺抽出脓液4mL。经肝、肾功能检查及常规检查，确诊为"肝硬化腹水""肾周围脓肿"。症见精神萎靡，面色苍黄，形体消瘦，发热，食欲缺乏，腹胀如鼓，乏困无力，左腰部膨隆，局部肿胀，有波动感。舌苔白而燥，脉沉弱。中医诊断：胁癖并发臌胀，脾肾两虚证。治以健脾补肾利水。方选六味地黄汤加车前子、牛膝。处方：

熟地黄 28g，山药 14g，山萸肉 14g，牡丹皮 10.5g，茯苓 17.5g，泽泻 17.5g，怀牛膝 17.5g，车前子 35g（另包）。3 剂。

二诊：患者于昨日做脓肿切开，抽出脓液 600mL 后体温正常，服上药后腹胀稍退，渴而饮水多，仍尿少，食欲缺乏。舌质红，苔黄，脉沉细而数。继服上方加当归 10.5g，杭芍 10.5g。

四诊（三诊略）：服药 7 剂后尿量每日 1800~2000mL，大便每日 2 次，舌质淡，苔白而燥，脉沉，继服上方。

八诊（五诊、六诊、七诊略）：服药 10 剂后尿量增加，腹围缩小，无腹胀之感，纳好，面色红润，伤口愈合。舌苔白，脉细，继服上方 6 剂。

十二诊（九诊、十诊、十一诊略）：诸症消失，舌苔薄白，脉细。带上方 6 剂出院继服。

【按语】患者以发热、腹胀、尿少来诊，经西医学检查，诊断为"肝硬化腹水""肾周围脓肿"，中医学考虑为"胁癖并发臌胀"，病变脏腑多为肝、脾、肾。"肝主疏泄、脾主运化"，肝主疏泄，促进胆汁分泌，消化食物，调节气机，使气血调和。脾主运化，为肝维持正常功能提供物质基础，此谓"脾土得肝木而旺"；"精血同源"，精血皆由水谷之精化生和充养，五行相生，肝肾同源，共同主宰人的生命活动；"脾为后天之本，肾为先天之本"，先天滋后天，后天养先天，相辅相成，以维持人体生理功能。

本案乃肝、脾、肾相互影响，导致气血瘀滞，水湿积聚，痰毒犹生而致气机逆乱，结于胁下为胁癖、臌胀之病。患者入院后精神萎靡、面色苍黄、形体消瘦，乃肝木克伐脾土，脾不能为胃行其津液，气血生化之源缺乏，故病变之本当责之于肝、脾、肾三脏。治疗以调畅肝气为中心，以补"先天滋后天"。因病变时间较长，故以本方缓图良效。

6. 积聚并发臌胀案（乙型肝炎并发肝硬化）

张某，男，55岁，干部。

患者因腹胀，乏力，双下肢浮肿伴食欲缺乏1个月余，于北京721医院（现中国航天中心医院）住院治疗。入院后经检查，西医诊断：乙型肝炎；肝硬化（晚期）。经服中西药未见好转，建议患者请米伯让先生治疗。就诊时症见头晕乏力，口苦咽干，胸闷气短，咳嗽吐痰，腹胀，食欲缺乏，四肢无力，手心发热，心烦失眠，腰膝酸软，大便呈糊状，每日2次，尿少色黄。肝肋下未及。左肋下3cm可及脾脏，质中。腹水征阳性，双下肢浮肿。舌质红，苔薄腻略黄，舌边有齿痕。右手脉弦，左手脉细弱。中医诊断：积聚并发臌胀证。治以疏肝健脾，消胀利水。方用补中益气汤加桂枝、厚朴、茯苓、制香附。处方：

党参 17.5g，炙黄芪 35g，白术 10.5g，炙甘草 10.5g，当归 10.5g，陈皮 10.5g，升麻 7g，柴胡 10.5g，桂枝 10.5g，厚朴 10.5g，茯苓 35g，制香附 14g。每日 1 剂，连服 14 剂。

二诊：乏力，口苦咽干，气短等症缓解，现头晕，腹胀，手心发热，大便稀，每日 1 次，下肢轻度浮肿，舌质红，苔薄白，脉象弦细。继服上方 14 剂。

三诊：上症皆有缓解，现腹微胀，大便稀，每日 1 次，舌质淡红，苔薄白，脉象弦细。继服上方 14 剂。

四诊：上述症状完全消失。复查 HBsAg 测定：反向间接血凝阴性。对流免疫电泳法阴性。乙型肝炎抗原抗体检查：HBsAg 阴性，抗-HBs 阳性，抗-HBc 阴性，DNA-p 阴性。检查结果乙型肝炎痊愈。3 个月后又复查，结果同前。

随访 1 年，未见复发。

【按语】乙型肝炎并发肝硬化，归属于中医学"积聚并发臌胀"。积聚乃腹腔内有可扪及的包块，临床常有腹部胀闷或疼痛不适等症状；臌胀是指腹部胀大如鼓的一类病证，临床以腹大胀满，绷急如鼓，皮色苍黄，脉络显露为特征。积聚与臌胀相并，当为水湿、痰浊、瘀毒相兼，湿瘀互结为病。患者体虚，脾胃中州无以化生气血，呈现正气亏虚、清阳浊阴无以上升下达之象，治疗紧抓脾主运化而为"后天之本""气血生化之源"的理论，以补中益气汤健脾益气。辨证用药后，患者病症明显改善，故守方继进，疗效显著。

7. 臌胀案一（肝硬化腹水）

申某，男，30 岁，干部。

因两下肢浮肿、腹胀 1 年，加重 3 个月于 1959 年 7 月 29 日住院。1953 年曾诊断为"斑替氏综合征"行脾切除术。入院检查：发育正常，营养中等，神志清楚，自动体位，查体合作，巩膜稍有黄染，耳道流脓，腹膨隆，静脉无曲张，肝界不清，腹水征阳性，右肋下有压痛，下肢有凹陷性水肿。肝功能黄疸指数 8，范登白试验间接反应弱阳性，血清麝香草酚浊度试验 5U，脑磷脂胆固醇絮状试验（+++）。血清总蛋白 56g/L，血清白蛋白 25g/L，血清球蛋白 31g/L；肾功能：血浆非蛋白氮（NPN）65.94mg%。胸部 X 线示：右侧渗出性胸膜炎，中等量积液。西医诊断：肝硬化合并腹水；右侧渗出性胸膜炎。采用西药治疗效果不明显，转请中医治疗。就诊时症见精神萎靡，面色苍黄，形体消瘦，头晕乏力，腹胀如鼓，腹围 97cm，大便稀，尿少，下肢肿胀，食欲缺乏，舌苔白腻，脉濡。中医诊断：臌胀，脾胃虚弱、水湿停滞证。治以健脾消胀，通阳利水。方用胃苓汤加味。处方：

苍术 10.5g，厚朴 10.5g，陈皮 10.5g，炙甘草 10.5g，猪苓 35g，茯苓 35g，白术 10.5g，泽泻 17.5g，桂枝 10.5g，生姜 10.5g，大枣 2 枚，车前子 35g（另包），党参 10.5g。

二诊：服上方 1 剂后诸症如前，继服上方加益元散

1.5g。1 剂后尿量增多，肿胀减轻，舌苔黄，脉细数，继服上方加黄芩 10.5g，黄连 7g，炒神曲 10.5g，炒麦芽 10.5g。2 剂后恶心，呕吐，尿量多，腹胀减轻，口水多，精神好转，舌苔薄白，脉细弱。证属脾阳虚弱，胃内蓄水，改用健脾燥湿利水，上方去黄芩、黄连。服 6 剂。

八诊（三诊、四诊、五诊、六诊、七诊略）：呕吐纳呆，头晕，腹围 74cm，下肢浮肿消退，舌苔薄白，脉细弱。证属脾胃虚弱，治宜健脾益胃。方用香砂六君子汤为主治疗。处方：

广木香 7g，砂仁 10.5g（后下），党参 10.5g，姜半夏 10.5g，白术 10.5g，茯苓 17.5g，陈皮 10.5g，炙甘草 10.5g，生姜 10.5g，大枣 2 枚。4 剂。

九诊：服上方后诸症好转。胸部 X 线提示：右侧胸膜炎，中等量积液。继服上方加厚朴、郁金各 10.5g。6 剂。

十三诊（十诊、十一诊、十二诊略）：腹胀减轻，尿少而黄，食欲缺乏，右胸痛减轻，口干欲饮，苔薄白，脉缓。予济生肾气汤加花椒 7g，巴戟天 10.5g。10 剂。处方：

熟地黄 28g，山药 14g，山茱萸 14g，牡丹皮 10.5g，茯苓 14g，泽泻 14g，附片 10.5g（先煎），肉桂 10.5g，怀牛膝 10.5g，车前子 35g（另包），花椒 7g，巴戟天 10.5g。

十七诊（十四诊、十五诊、十六诊略）：食欲好转，大便正常，尿少色淡，自觉腹胀，下午下肢浮肿发凉，舌苔薄白，脉细。方用胃苓汤加车前子。8 剂。处方：

苍术 10.5g，厚朴 10.5g，陈皮 10.5g，炙甘草 10.5g，

生姜 10.5g，大枣 3 枚，桂枝 10.5g，白术 17.5g，泽泻 17.5g，茯苓 17.5g，猪苓 17.5g，车前子 35g（另包）。

二十一诊（十八诊、十九诊、二十诊略）：精神好转，症状减轻。因食寒凉之品，出现恶心，腹胀。舌苔薄白而腻，脉弦。方用香砂六君汤加车前子。4 剂。处方：

广木香 3.5g，砂仁 7g（后下），陈皮 10.5g，姜半夏 10.5g，党参 17.5g，白术 10.5g，茯苓 14g，炙甘草 10.5g，车前子 35g（另包）。

二十三诊（二十二诊略）：咳嗽多痰，咽喉发痒，胸胀，腰痛，腹微胀，大便正常，尿多。舌苔薄白，脉浮滑。证属风寒袭肺。方用小青龙汤加杏仁、茯苓、紫菀、款冬花。8 剂。处方：

麻黄 10.5g，桂枝 10.5g，芍药 17.5g，炙甘草 10.5g，干姜 10.5g，细辛 10.5g，姜半夏 10.5g，五味子 7g，杏仁 10.5g，茯苓 35g，紫菀 10.5g，款冬花 10.5g。

二十六诊（二十四诊、二十五诊略）：服药后症状消退，但口干，腹微胀，食欲缺乏，舌苔白，脉缓。方用六君子汤加干姜、细辛、五味子、天花粉。6 剂。处方：

党参 17.5g，炙甘草 10.5g，茯苓 14g，白术 10.5g，陈皮 10.5g，姜半夏 10.5g，干姜 10.5g，细辛 10.5g，五味子 7g，天花粉 17.5g。

二十八诊（二十七诊略）：食欲好，肿胀消除，唯感阴囊发凉。舌淡苔薄白，脉细缓。继用上方加附子 10.5g，3 剂。并服金匮肾气丸 3 个月，出院。

【按语】 中医学认为肝硬化腹水属于"臌胀"范畴。臌胀是指腹部胀大如鼓的一类病证，临床以腹大胀满，绷急如鼓，皮色苍黄，脉络显露为特征。主要病变部位在肝脾，久则及肾。基本病机为肝脾肾气机逆乱，致脏腑功能失调，气滞、血瘀、水停腹中，导致臌胀。

本案以健脾化湿、通阳利水、行气消胀为治法，方以胃苓汤主之。因患者就诊时正值 7 月酷暑，故在服药期间，加清暑利湿之益元散以增协同祛湿利水之效，服药后症状明显缓解。上药以健脾燥湿理气之品复中焦升降气机，服用后有恶心、呕吐之象，故复诊加强健脾燥湿以利水之功。在该患者此后的治疗中，所用药物皆以顾护脾胃之气为主。在第二十三诊时因不慎外感风寒邪气，出现内外兼寒之证，遂调整方药为小青龙汤以辛温解表，温肺化饮而愈。后续治疗仍以顾护脾胃"后天之本"为主要治疗方向，疗效显著。本案患者病情复杂，病程缠绵，变化多样，用药需根据病症状变化、病程变发展详加辨证，注意扶正与祛邪兼顾。

8. 臌胀案二（肝硬化腹水）

魏某，女，27 岁。

因产后腹胀 18 天于 1959 年 10 月 12 日入院。入院后检查：腹围 102cm，血红蛋白 80g/L，血红细胞 2.57×10^{12}/L，血白细胞 3.2×10^9/L，血小板 45×10^9/L；血清麝香草酚浊

度试验 8U，高田氏反应（++），谷丙转氨酶 320U/L；总蛋白 45g/L，白蛋白 20g/L，球蛋白 25g/L；二氧化碳结合力 22mmol/L，非蛋白氮 50mg%；尿蛋白（+）。钡餐透视食道下段静脉曲张。诊断：肝硬化腹水。转中医科治疗。症见神疲乏力，形体消瘦，面色苍白，头晕头痛，气短腹胀，脐略外突，两下肢浮肿发凉，便溏，有恶露，舌质淡，苔白，脉细弱。中医诊断：臌胀，脾肾阳虚证。治宜滋肾健脾，化气行水。处方：

熟地黄 28g，山药 14g，山萸肉 14g，牡丹皮 14g，茯苓 35g，泽泻 17.5g，肉桂 14g，附子 17.5g（先煎），车前子 35g（另包），怀牛膝 17.5g。

每日 1 剂，并宜低盐饮食。

服 1 剂后，头痛减轻。继服 2 剂，尿量增多，腹围缩小至 96cm，仍有恶露，大便稀，每日 3~4 次。继服 6 剂，尿量明显增多，腹胀减轻，腹围缩小至 78cm，食欲好转，无恶露，大便每日 1 次，脉舌同前。

继服 3 剂，腹胀消退，脚已不肿，尿量减少，大便软，面色较前红润，食后腹稍胀，舌质淡，苔薄白，脉虚细。证为脾胃虚弱，治宜健脾益气，佐以利水。处方：

党参 10.5g，姜半夏 10.5g，白术 10.5g，茯苓 17.5g，陈皮 10.5g，炙甘草 10.5g，附子 10.5g（先煎），车前子 35g（另包），生姜 10.5g，大枣 2 枚。

服上方 6 剂后，腹已不胀，腹水完全消失，二便正常而出院。信访 3 年，未见复发。

【按语】臌胀又称"单腹胀"，临证分为"气臌""血臌""水臌""虫臌"。西医所谓肝硬化腹水属于本证范围。本例证属脾肾阳虚，方用济生肾气汤健脾温肾、化气行水，渐以图进。服药 12 剂后，腹胀、脚肿消退，恶露已净，病已衰去，进食腹胀，舌淡，脉虚细，为产后体虚。因脾为后天之本，故以健脾益气、培土固本，方用六君子汤加味善后。

9. 臌胀合并支饮案（肝硬化腹水、右侧胸腔积液）

周某，男，25 岁，工人。

腹胀 4 个月，四肢浮肿、咳嗽 1 个月余于 1959 年 3 月 24 日入院。入院后西医诊断为"肝硬化腹水、右侧胸腔积液"，转中医治疗。症见精神欠佳，面色萎黄，形体消瘦，腹部膨隆，脉络暴露，腹胀尿少，胸闷气短，咳嗽吐黄痰，时有血丝，鼻衄，下肢浮肿，头晕，乏困无力，皮肤发痒，纳少，手背及两上肢可见蜘蛛痣。肝脾肿大，有触痛。舌质红苔白，脉象沉细。中医诊断：臌胀，支饮。证属脾虚湿阻，饮停胸胁。治宜健脾消胀，通阳化气，攻逐水饮。处方：

①十枣汤，每日 1 剂，连服 3 日。

大戟 3.5g，芫花 3.5g，甘遂 3.5g，大枣 10 枚。

②3 日后服胃苓汤加车前子，3 剂，每日 1 剂。

苍术 10.5g，厚朴 10.5g，陈皮 10.5g，炙甘草 10.5g，

生姜 10.5g，大枣 3 枚，桂枝 10.5g，白术 17.5g，泽泻
17.5g，茯苓 17.5g，猪苓 17.5g，车前子 35g（另包）。

二诊：服十枣汤后胸腔积液减少，腹胀减轻，尿量增
多，下肢浮肿，乏困无力，胸闷。舌质淡，舌苔薄白略腻，
脉沉细。继服胃苓汤加车前子，连服 15 剂。

三诊：腹胀明显减轻，下肢轻度浮肿，尿量增多，大
便每日 2 次，质稀。苔白，脉沉濡。继用上方加附子
10.5g，连服 6 剂。

四诊：胸部 X 线示右侧胸腔积液已消失，下肢稍浮肿，
腹微胀。舌苔薄白，脉沉细。继服上方 6 剂。

五诊：腹水、胸腔积液、下肢浮肿消失，舌淡苔薄白，
脉细。痊愈出院。注意休息，节制饮食，内服六君子汤 6
剂调理。

【按语】本案青年男性，以腹胀、四肢浮肿、咳嗽等症
来诊，经西医确诊为肝硬化腹水、胸腔积液，属于中医学
"臌胀""支饮"范畴。患者精神欠佳，面色萎黄，形体消
瘦，为脾虚不运水液、不主肌肉所致，水湿内停日久，聚
积于腹下，日久则成臌胀；水湿停留胸胁，则为支饮。故
临证可见腹部膨隆，脉络暴露，或见腹胀；痰湿水饮留于
机体，而不循于肠道，故尿少；饮停胸胁，肺金不利，宣
肃失司，则胸闷、气短、咳嗽；三焦气化不利，清阳不升，
浊阴不降，则头晕、乏力；气血循环瘀阻，皮肤腠理失养，
久则皮肤发痒，或见蜘蛛痣；脾胃运化不及则纳少。证属
脾虚湿阻，饮停胸胁。故当以健脾消胀，通阳化气，攻逐

水饮为要。选用十枣汤联合胃苓汤治疗后，患者诸症有所缓解，守方继进，以固疗效。

10. 腹胀水肿案（结核性腹膜炎）

李某，男，24 岁，干部。

以腹胀 2 周于 1959 年 5 月 29 日收入院。入院后诊为"结核性腹膜炎"，特邀中医治疗。患者精神不佳，面色苍黄，形体消瘦，蛙腹脐凸，腹围 87cm，腹壁紧张，腹水征阳性，肝脾未扪及，腹胀微痛，下肢肿胀，呈凹陷性水肿，口渴口苦，食欲不振，腹泻，气短，尿少，苔白腻，脉弦滑。中医诊断：腹胀，水肿。证属脾虚湿盛。方用胃苓汤加减。冲服十枣散 3.5g。处方：

厚朴 10.5g，陈皮 10.5g，苍术 10.5g，炙甘草 10.5g，茯苓 35g，猪苓 17.5g，泽泻 10.5g，桂枝 10.5g，神曲 10.5g，麦芽 10.5g。每日 1 次。

服 6 剂后，症状较前减轻，大便不利，舌苔黄腻，脉弦滑。上方加大黄、枳实各 10.5g，停十枣散。

服 3 剂后，大便通下，腹胀减轻，尿量增多，24 小时尿量约 1000mL，色黄，腹围 82cm，苔黄厚，脉浮滑。上方加黄芩、黄连各 7g。

服药 6 剂，症状减轻，腹胀好转，腹围 79cm。

继服 6 剂后，精神好转，腹胀减轻，腹围 78cm，尿已不多，大便秘结，予大黄䗪虫丸，每日 2 次，每次 1~2 丸。

服药 1 个月后腹已不胀，大便每日行 1 次，质软，下肢水肿消退，舌红苔白，脉象浮数。改予济生肾气汤。处方：

熟地黄 28g，山药 14g，山茱萸 14g，牡丹皮 10.5g，茯苓 14g，泽泻 14g，附片 10.5g（先煎），肉桂 10.5g，怀牛膝 10.5g，车前子 35g（另包）。

服 6 剂后，精神转佳，腹软平坦，症状消失，血沉正常，出院休息。继服济生肾气丸，以资巩固。

【按语】结核性腹膜炎是一种慢性感染性炎症，因感染结核杆菌引起，根据中医症状表现不同可归为"腹痛""腹胀""水肿""积聚"等范畴。本例可诊为腹胀、水肿，主要因脾失转输，膀胱气化失常，体内水液潴留，泛溢肌肤而发。方用胃苓汤加减以健脾利湿，化气行水，配合十枣散以攻逐水饮，驱逐里邪，使水气自大小便而泄。服 6 剂后，症状较前减轻，见大便不利，舌苔黄腻，加大黄、枳实以泻热除积、利气消痞而通下。药后症减，舌苔黄厚，脉浮滑，再加黄芩、黄连以清内热，加减进退，精细周到，深合病机。用方 15 剂后，精神好转，腹胀递减，腹围缩小，见大便秘结，考虑为气滞瘀结肠燥，予大黄䗪虫丸，祛瘀生新，行气通便，缓中补虚。服药 1 个月后，症状基本消失。后予温肾健脾，以固根本。结核性腹膜炎一般疗程较长（6 个月~1 年），本例经米老治疗，疗程缩短，疗效满意，说明中医药对结核性腹膜炎的治疗效果确实好，理应加以肯定，值得今后研究。

11. 肝积案（肝癌）

张某，男，48 岁，工人。

右上腹胀痛反复发作 1 年。痛时隐隐，为针刺状，时间 1~2 天，腹胀，食欲缺乏，烦躁，大便稀，经西医诊断为"肝癌"。多方医治无明显效果，逐日加重。现精神甚差，面色青暗，形体消瘦，右肋下 3cm 可触及肝下界，质较硬，有压痛，边缘不齐，舌质暗，苔厚腻，脉弦细涩。中医诊断：肝郁胁癖。治宜疏肝健脾，理气活血，祛瘀生新。方选柴平饮加味。处方：

柴胡 14g，姜半夏 10.5g，党参 17.5g，黄芩 10.5g，甘草 10.5g，厚朴 10.5g，陈皮 10.5g，苍术 10.5g，生姜 10.5g，大枣 2 枚，制香附 14g，郁金 14g。每日 1 剂，连服 15 剂。配服大黄䗪虫丸，每服 1~2 丸，每日 2 次。

二诊：腹胀明显减轻，精神好转，食欲增加，面色转黄，舌苔薄黄，脉弦细，肝触及疼痛减轻。继用上方 30 剂。

三诊：腹胀消失，疼痛基本消失，肝脏缩小，右肋下 2cm 可触及肝下界，舌苔薄白，脉弦细。继用上方 30 剂。

四诊：食欲增，体重增加，继服大黄䗪虫丸 3 个月。随访 2 年，未见复发。

【按语】本例乃肝气郁结，气机不畅，气不行血，日久结成肿块而发病。肝郁指肝之疏泄功能受到抑制，气机不得条达舒畅，滞或在形躯，或在脏腑。胁，位于人体侧胸，指从腋下到季肋的部分，乃病位；癖，又称癖气，指痞块生于两胁，时痛时止的病证。米老常以"肝郁胁癖"来泛指那些因肝郁所致胁痛或肝脾肿大的病证。结合患者症状，可辨证为肝郁脾虚、气滞血瘀证。本例治宜先予疏肝和胃，健脾理气，活血化瘀，病减其大半，效不更方，继服好转。柴平饮出自明代刘浴德的《增补内经拾遗方论》，以小柴胡汤和解表里，平胃散健脾制湿，能有效治疗脾胃湿盛而脘膈胀闷，脾土不运，湿浊困中之证。本案予柴平饮加香附、郁金，配服大黄䗪虫丸，共奏疏肝和胃，健脾理气，活血化瘀之功效。服药半个月病减大半，效不更方，继续服用而好转。米老认为，本病不宜大补，以免留邪。需在病后祛瘀生新的基础上，予以缓中补虚，方能有效。

12. 癥积案（肝癌）

袁某，男，45岁，干部。

以食欲不振，腹胀，右上腹隐痛入院。经检查诊为"肝癌"，患者请求米伯让先生治疗。症见面色青暗，形体消瘦，精神极衰，腹胀，食欲不振，口苦，胁下隐痛，四肢乏力，大便干燥。舌暗苔薄白，脉弦滑。腹水征阳性。诊断：肝郁癥积并发臌胀证。治宜疏肝和胃，消胀行水。方用柴苓汤加味。处方：

柴胡14g，姜半夏10.5g，黄芩10.5g，茯苓35g，党参

10.5g，甘草 10.5g，生姜 10.5g，大枣 2 枚，猪苓 17.5g，白术 10.5g，泽泻 17.5g，桂枝 10.5g，杭芍 28g，牡丹皮 28g，天花粉 28g，麦冬 28g。每日 1 剂，连服 12 剂。

二诊：服药后精神好转，诸症减轻，舌暗苔薄白，脉弦细。继用上方 12 剂，配服大黄䗪虫丸，每次 2 粒，每日 2 次。

三诊：诸症明显减轻，食欲好转，疼痛消失，舌苔白略减，脉弦细。改用归芍六君子汤加香附 14g、郁金 14g，连服 1 个月，配服大黄䗪虫丸。

四诊：诸症消失，精神好转，并能正常上班。改用大黄䗪虫丸，连服 1 年。随访 10 年，未见复发。

【按语】本案患者以脏腑气血亏虚为本，气、血、湿、热、瘀、毒互结为标，肝失疏泄为基本病机。《医宗必读》言："积之成也，正气不足，而后邪气踞之。"本例乃肝郁脾虚所致，肝郁气机不畅，气滞血瘀则胁痛、肋下肿块；脾虚运化失司，则现腹水。治应急则治其标，且知"见肝之病，知肝传脾，当先实脾"，故方用柴苓汤加味疏肝消积，健脾利水。缓则治其本，用大黄䗪虫丸活血化瘀，祛瘀生新，以达缓中补虚之目的。

13. 胁痛案（肝癌）

朱某，女，47 岁，教师。

以肝区疼痛 9 个月余，右上腹肿块 4 个月余入院。入院后经检查，诊断为肝癌。症见面色晦暗，形体消瘦，右上腹疼痛、隆起，压痛明显，右肋下 3cm、剑突下 5cm 可触及肝下界，质硬，表面不光滑，边缘不齐，舌暗，苔薄黄，脉弦滑。证属肝郁血瘀，治宜疏肝和胃止痛、活血祛瘀。方用柴平饮加味，配服大黄䗪虫丸。处方：

柴胡 14g，姜半夏 10.5g，党参 10.5g，黄芩 10.5g，厚朴 10.5g，陈皮 10.5g，苍术 10.5g，甘草 10.5g，制香附 14g，郁金 14g，三棱 14g，莪术 14g，生姜 10.5g，大枣 2 枚。每日 1 剂，连服 6 剂。大黄䗪虫丸，每服 2 丸，每日 2 次。

二诊：服药后疼痛减轻，食欲增加，精神好转，舌暗苔薄白，脉弦细，继用上方 12 剂：

三诊：疼痛消失，右上腹无压痛感，右肋下 2cm、剑下 4cm 可触及肝下界，质中等硬度，边缘不齐，舌暗红，苔薄白，脉弦细。改用大黄䗪虫丸 1 年，随访 2 年，未感不适。

【按语】肝郁气滞、气机不畅、气滞血瘀、水湿内停等是肝癌的病理变化，治疗上常采用疏肝理气、活血通络、消积化瘀、利湿退黄、通利小便、攻下逐水、调理脾胃、扶正固本等方法。米老认为，肝血瘀滞为本病诸证候之本，治以活血化瘀之法，在此基础上，虚者加入补药，实者加入泻药，热者加入清药，寒者加入温药。由于本病是本虚标实，纯实与纯虚证较为少见，因此，寓攻于补，寓补于攻，常根据患者具体情况灵活运用。本例以胁痛为主症。

治疗用疏肝止痛之柴平饮加味以治其标，缓中补虚之大黄䗪虫丸以治其本，此即标本同治之意。

14. 胁痛案（乙型肝炎）

韩某，女，40岁，工人。

初诊（1986年9月26日）：患者因头晕、恶心、乏力3个月，在某医院诊断为"乙型肝炎"，经用西药、中药治疗，1年来复查肝功能无改变。故请米老会诊。现症：头晕，两胁下胀痛，腹痛，足心发热，心烦易怒，便秘，月经量多，色黑，剑突下4cm可触及肝下界，压痛，舌淡苔黄，脉弦细。中医诊断：胁痛。证属肝气郁结，肝胃不和。治以疏肝解郁，健脾益气。方用丹栀逍遥散加制香附、郁金。处方：

生杭芍14g，当归10.5g，牡丹皮10.5g，栀子10.5g，白术10.5g，茯苓14g，柴胡7g，黄芩10.5g，煨姜3.5g，薄荷3.5g（后下），炙甘草10.5g，制香附14g，郁金14g。每日1剂，服7剂。

二诊（1986年10月9日）：心烦，头晕消失，胁痛减轻，舌淡白，脉弦细。继用上方7剂。

三诊（1986年10月17日）：胁痛，足心发热消失。舌质淡，苔白，脉弦。改用大黄䗪虫丸，每服1丸，每日2次，连服3个月。

3个月后复诊，诸症消失，肝功能检查正常。

【按语】本例中年女性，因平时情志不畅，饮食不节，劳倦失宜，而致脾失运化，化源不足，清阳不升，脑窍失养，则感头晕、乏力；气机逆乱，胃失和降，则恶心；肝经循胁肋而过，脾络主胃脘及腹部，肝木横逆犯脾，则胁肋胀痛或腹痛；"肝为刚脏，体阴而用阳"，肝木疏泄失司，则心烦易怒；日久肝阳亢逆无制，耗损阴精，则足心发热、便秘；"肝为藏血之脏"，肝不藏血，脾胃运化无度，肝脾不调，摄血功能失常，则月经量偏多、色偏黑；血液不循常道，舌质不荣，故舌淡；阴液亏虚，虚热内扰，则舌苔见黄。辨证论治重点在肝脾，主以疏肝解郁、健脾益气之法治之，方药选择丹栀逍遥散，乃疏肝健脾兼以清热之主方，同时酌加香附、郁金以加强疏肝解郁功效。临床用之，要牢记"女子以肝为先天"之论，每获良效。

15. 胁痛案（慢性肝炎、肝硬化）

孙某，男，49岁，1989年3月31日初诊。

初诊（1989年3月31日）：胁痛，食欲不振，腹胀，头晕，乏力，受凉加重，大便秘结，舌暗，苔薄黄腻，脉象弦涩细。西医曾诊断为慢性肝炎早期肝硬化，近日上述症状加重。中医诊断：胁痛。证属肝郁胁癖，脾虚胃弱证。处方：

①香砂六君子汤加厚朴、制香附。每日1剂，服7剂。

广木香3.5g，砂仁7g（后下），陈皮10.5g，姜半夏

10.5g，党参 17.5g，白术 10.5g，茯苓 14g，炙甘草 10.5g，厚朴 14g，制香附 14g。

②大黄䗪虫丸，每服 1~2 丸，每日 2 次，早晚饭前送服。

二诊（1989 年 4 月 10 日）：食欲不振、腹胀、便秘消失，舌淡，苔白腻，脉弦细。继服上方 7 剂。

三诊（1989 年 4 月 18 日）：诸症消失，继服大黄䗪虫丸 3 个月调理。

【按语】本例肝郁胁癖、脾虚胃弱证，乃肝脏气机不畅，疏泄失常致脾虚不运而致。方用香砂六君子汤加味，乃补气充血，健脾和胃，疏肝解郁。配服大黄䗪虫丸，活血化瘀，缓中补虚。此为"见肝之病，当先实脾"之法。

16. 胁痛案（胆囊炎）

潘某，女，63 岁，工人。

初诊（1987 年 2 月 16 日）：患胆囊炎 1 年余。现症：头晕耳鸣，右上腹疼痛，恶心，腹胀，食欲不振。舌质暗，苔黄腻，脉弦滑。中医诊断：胁痛。证属肝郁气滞，湿热内蕴证。治宜疏肝利胆，方用柴胡温胆汤加鸡内金、制香附、郁金。处方：

柴胡 14g，半夏 10.5g，黄芩 10.5g，党参 10.5g，竹茹 10.5g，茯苓 14g，枳实 10.5g，炙甘草 10.5g，生姜 10.5g，大枣 2 枚，陈皮 10.5g，鸡内金 10.5g，制香附 14g，郁金

14g。每日 1 剂，服 6 剂。

二诊（1987 年 2 月 23 日）：服药后疼痛大减，食欲增，恶心腹胀消失。舌淡，苔薄黄，脉弦细滑，继服上方 6 剂。

三诊（1987 年 3 月 2 日）：诸症消失，舌淡，苔白，脉弦细。改服舒肝丸调理。

【按语】 胁痛是一种以胁肋部疼痛为主要表现的肝胆病证，属肝胆二经，包括肝炎、胆囊炎、胰腺炎、肝硬化等多种疾病。本例是指西医胆囊炎引起的胁痛，多由肝郁气滞，湿热内蕴而致肝胆气机疏泄失常，出现胁痛、恶心、纳差等症状。柴胡温胆汤由小柴胡汤和温胆汤合而组成。小柴胡汤和解少阳以祛邪气，兼以补养脾胃之正气；温胆汤清痰热，和胃利胆，使邪气得解，胃气调和；加香附、鸡内金、郁金等通降下行之品，共达疏肝理气、清热利胆、行气止痛之效。6 剂后疼痛大减，腹胀消失，继服 6 剂症状基本消失。治疗主要是紧抓肝主疏泄的生理功能加以调节而成。

17. 黄疸案（急性黄疸型肝炎）

刘某，男，26 岁，教师。

初诊（1959 年 6 月 3 日）：因两眼发黄，右肋下压痛入院。入院后经各种检查，西医诊断为"急性黄疸型肝炎"，转中医治疗。症见头晕乏力，皮肤及巩膜发黄，腹胀，食欲不振，恶心欲呕，厌油腻，右肋下胀痛，时感午后发热，大便稀，每日2次，小便如茶色，右肋下两指可触及肝下界，有压痛感，中等硬度。舌苔黄腻，脉象弦滑。中医诊断：黄疸病，阳黄证。治以利湿健脾，清热化浊，疏肝利胆。方用茵陈五苓散去桂枝。处方：

茵陈蒿35g，茯苓35g，白术17.5g，泽泻17.5g，猪苓17.5g。每日1剂，连服6剂。

二诊：皮肤及巩膜黄退，便溏，每日2~3次，小便色淡，口苦，食欲不振，舌苔黄腻，脉象弦濡。继用上方加黄连10.5g，广木香7g，木通10.5g，6剂，以清热利湿，行气健脾。

三诊：症状完全消失，肝功能检查正常，舌苔薄白，脉象弦细。方以六君子汤6剂善后。

【按语】本案患者确诊为急性黄疸型肝炎，当属中医学"黄疸"范畴。《素问·平人气象论》云："溺黄赤，安卧者，黄疸……目黄者曰黄疸。"张仲景将本病分为黄疸、谷疸、酒疸、女劳疸、黑疸五种。《金匮要略·黄疸病脉证并治》云："寸口脉浮而缓，浮则为风，缓则为痹。痹非中风，四肢苦烦，脾色必黄，瘀热以行。"患者以皮肤及巩膜发黄，恶心欲呕，厌油腻及胁下胀痛为主要表现，乃肝失疏泄，木郁生热，肝气横逆犯脾，脾不运化，胃失和降所致；气血无以荣养头面，则头晕乏力；肝脾不调，湿热互结，热在湿之里，不得外越，则午后发热。考虑为阳黄之证，故治以清热利湿、疏肝利胆健脾为要，选用茵陈五苓散以凸显清热化湿、疏肝利胆退黄之功。用后病情缓解。

后因口苦、食欲不振、舌苔黄腻，再加黄连、木香、木通以清热利湿，行气健脾，功效显著。

附：中医防治肝病概述

以肝失疏泄为基本病机的胁痛、黄疸、积聚、臌胀等证，中医泛称为肝病。其中包括西医学的黄疸型肝炎、无黄疸型肝炎、慢性肝炎、肝硬化腹水、肝昏迷等病，病情复杂，临床治疗颇为棘手。

米伯让先生对本病的治疗有着极为丰富的经验，结合大量的临床治验，总结出了一套完整的肝病辨证论治规律。以下仅举部分病案，介绍米老遣方用药的方法。

1. 黄疸型肝炎的证治

本型初期，一般呈现外感证候，如恶寒发热，纳差，口苦，厌油腻，恶心，胁痛腹胀，身困乏力，舌苔薄白略腻或略黄，脉浮弦而数。继之出现两目发黄，皮肤黄染，小便深黄等症。本病在未出现黄疸以前，称为黄疸前期，中医辨证按外感湿热郁滞、肝胃不和论治，法当和解表里，清热化湿，避秽解毒，方用柴胡温胆汤加藿香、茵陈、白茅根。出现黄疸则称黄疸期，中医对黄疸的辨证，有热胜于湿，湿胜于热，热毒炽盛、内陷营血，湿郁化寒、脾阳不振之分。一般临床最常见热胜于湿、湿胜于热两种类型。湿热表现明显者，中医称之为阳黄；热毒炽盛，内陷营血，神昏肢厥者，为阳黄之重病，中医名为急黄；湿郁化寒，脾阳不振，表现为寒湿为病，中医名为阴黄，此为湿胜于热，郁久化寒之变证。

对于黄疸热胜于湿证，法当清热利胆通便。方以茵陈蒿汤为主加枳实、泽泻、甘草、郁金、茯苓、焦三仙。如高热不退，口大渴者，方用柴胡白虎茵陈蒿汤加郁金、茯苓。对湿胜于热证，法当祛湿利胆，方以茵陈五苓散为主，去栀子、大黄，加薏苡仁、郁金、泽泻、厚朴。对热毒炽盛、内陷营血之急黄，法当凉血解毒，清热退黄，方用清瘟败毒饮加茵陈，配服安宫牛黄丸急救治疗。如大便燥结不通，加生大黄。米老特别指出，运用本方时无须急黄诸症全备，只要见衄血便血、斑疹透露这两个主症即可紧抓病机，大胆应用，切勿迟疑。本方要点是重用生石膏大清阳明燥热，石膏用量为 70~140g，少则难济于事，配伍犀角，方可奏效。对湿郁化寒、脾阳不振之阴黄，法当健脾和胃，温化寒湿，方用茵陈术附汤加茯苓、泽泻治疗。对于黄疸后期，法当健脾益气，和胃渗湿，方用参苓白术散。如腹微胀者，可用越鞠丸或保和丸，服 1~3 个月，并注意饮食、情志之调养。

2. 无黄疸型肝炎的证治

本型大多起病缓慢，早期呈现外感症状，与黄疸型早期外感证相同。本症往往外感证候虽已解除，但纳差、腹胀、胁痛、乏力缠绵不愈，兼见肝脏肿大或肝脾均大，中医辨证则按"肝郁胁癖"证治。本病临床表现在此期不外为湿热郁滞、肝胃不和证，法当清热除湿，疏肝和胃，消食解郁，方用柴平饮加茵陈、郁金、山楂、神曲、炒麦芽。对于湿热郁滞、脾虚湿盛证，法当健脾益气，清热利湿，方用茵陈薏米茅根汤（米老自拟方，由茵陈、薏苡仁、白茅根组成），配服越鞠保和丸以消积解郁。

本病若迁延日久，则变证百出。在临床上常见证候有：①湿困脾阳证，法当健脾助阳利湿，方以茵陈胃苓汤为主治疗，并以健脾益气、和胃除湿之香砂六君子汤调理。②血虚肝郁证，当补血清肝，理气解郁，方用丹栀逍遥散加制香附、郁金、枳实，或补血清肝汤治疗。③肝肾阴虚证，法当滋肾补血，清肝泻火，方用滋肾清肝饮。若有出血倾向用知柏地黄汤加麦冬、阿胶、焦栀子、黄芩。④气血双亏证，法当补养气血，方用归脾汤加制香附、郁金，十全大补汤，归芍六君子汤调治。若见烦热者加焦栀子、牡丹皮。⑤血瘀肠燥证，法当活血祛瘀，缓中补虚，方用血府逐瘀汤加青皮、鳖甲、制香附、郁金，配服大黄䗪虫丸调治。以上证候在临床中往往交替出现，或同时出现，米老强调治疗必须辨证求因，审因立法，分清主次，依法定方。

本病往往因调养失宜，情志不舒，易怒易悲，营养不良，精神极度疲劳，房事不节等因素而使机体精血过度耗损，以致精不能养气，气不能生精，精气失养而导致脾肾气衰，运化失权，水湿积聚不化而成臌胀，西医学称为肝硬化腹水。此时补血养肝，健脾行水是其关键。健脾行水，方用胃苓汤加牛膝、车前子。若舌苔黄腻或黄干，潮热者加黄连、黄芩；若舌苔腻或白滑，肢冷便溏，畏寒者加人参、附子；若反酸者加吴茱萸。本证如用上方不能达到消胀行水之目的，必要时可按照急则治标、缓则治本的原则，配服舟车神佑丸泄水消胀，连服 3 天后，停 3 天再服，至腹水消退为度。本证如伴腹水不下兼有胸腔积液、气喘不能平卧者，可急服十枣汤，消其大半即可停药。因本药对胃有刺激，不宜连续服用，可间隔服用。治宜补血养肝，方用人参养荣汤，或济生肾气汤调治。

本病发展至严重阶段，可见呕血或谵妄、昏迷、抽搐症状。呕血，可按三焦相火亢极，迫血妄行证治，方用犀角地黄汤、滋肾清肝饮合剂治疗，亦可加三七粉冲服。如有便血，可用黄土汤加减治疗。谵妄、昏迷、抽搐可按肝肾精竭，血不养肝，阴血亏虚，肝风内动，热扰神明所致的内闭外脱证治，法当固养气阴，消胀行水，方用参麦地黄汤加牛膝、车前子，并配服安宫牛黄丸以清热解毒，通窍息风，挽救危急。

3. 护理及注意事项

（1）一般护理：传染性肝炎一般护理得当，不仅可以及早恢复，而且可以避免臌胀、呕血、昏迷等危重症候并发症发生。因此，患病以后，必须卧床休息，保持心情舒畅，精神愉快，思想乐观，切勿恐惧肝病，切忌愤怒抑郁，控制性生活，这对本病的恢复很有好处。

（2）饮食方面：吃清淡易于消化的食物，适当加强营养（如鸡蛋、豆腐、水果、蔬菜等），切忌暴饮暴食、辛辣油腻厚味、生冷饮食，绝对忌酒，在胃纳不佳的时候，不要勉强进食。

（3）体征变化：注意观察如脉象、体温、皮肤色泽、呕吐物及二便颜色等，防止并发症发生。

4.预防措施

传染性肝炎是一种常见病，要做好本病的预防工作，具体可分以下四个方面。

（1）认真贯彻"预防为主"的卫生工作方针，加强党的领导，积极开展爱国卫生运动，广泛宣传有关肝炎的预防知识，做到群防群治。

（2）消除传染源。凡是急性肝炎患者，一定要隔离。患者污染物应严格消毒，切断一切传染途径，控制肝炎流行。

（3）加强体育锻炼，增强人体抵抗力，加强营养，注意饮食卫生和劳逸结合，防止外界诱发因素。

（4）药物预防。中医学几千年来在与疾病斗争中积累了丰富的经验，为我国人民健康做出了巨大的贡献。通过多年临床实践，现介绍几种既有营养，又有功效，普、简、验、廉的药物煎汤服用，可起到有病治病、无病防病的作用。药物及用法如下。

①茵陈绿豆汤：茵陈蒿35g，绿豆35g或赤小豆35g。

加水煎，每饮1碗，每日2次，连服3天，每周服用1次。

②茵陈茅根汤：茵陈蒿35g，白茅根35g。

加水煎，每饮1碗，每日2次，或当茶饮。

③马齿苋馍：采鲜马齿苋，不拘多少，切碎用小麦面

拌和，做成馍状，蒸熟可吃。本品既可解毒，又能充饥。

④茵陈六一解毒汤：茵陈蒿 35g，滑石 21g，生甘草 35g，蒲公英 35g，大青叶 10.5g。

加水煎出 400mL，每日分 2 次，早晚饭前温服，连服 3 天，每周服用 1 次，连服 3 周。本方既可防治肝炎，又可防暑。

18. 水肿并发心悸案（急性肾炎、肾炎性心脏病）

王某，男，42 岁。

因全身浮肿 20 天于 1957 年 10 月 12 日住院治疗。入院后查血压 160/96mmHg。尿常规：尿蛋白（＋＋＋＋），RBC（＋），WBC 0~5 个/HPF，颗粒管型（＋），透明管型 0~1 个/LPF。X 线检查：心脏向两侧扩大。眼底检查：肾型视网膜炎。腹水征阳性。西医诊断：急性肾炎；肾炎性心脏病。请米老会诊，症见全身浮肿，以面部为甚，恶风发热，心慌气短，胸闷咳嗽，腹胀恶心，腰痛尿少，舌淡苔白腻，脉浮滑。中医诊断：水肿病，阳水证。治宜宣肺清热，健脾除湿，消肿利水。方选越婢加术汤，3 剂。处方：

麻黄 17.5g，石膏 35g（先煎），生姜 17.5g，白术 17.5g，炙甘草 10.5g，大枣 5 枚。

服药后症状大减，尿量剧增，24 小时尿量 4500mL，舌淡，苔白腻，脉沉滑。继服原方 3 剂，体重减少 1.5kg，诸症消失。时有食欲不振，舌淡苔薄白，脉细。证属脾胃虚弱，治宜健脾益胃，方选六君子汤。处方：

党参 17.5g，炙甘草 10.5g，茯苓 14g，白术 10.5g，陈皮 10.5g，姜半夏 10.5g。

每日 1 剂，连服 6 剂，血压、尿检一切正常，临床痊愈而出院。

【按语】 本例急性肾炎，系水肿病阳水证。阳水为病，中青年患者居多，多因外感六淫邪气所致，发病急骤，病程较短，病势较急，发病初期可见头面部浮肿，多伴恶风发热、胸闷咳嗽、胃脘胀满或恶心呕吐等症状。结合该例患者发病情况，辨证符合阳水病，治疗当以发汗利水为要。因该患者在发病时尚伴见腹胀、恶心等脾胃痰湿壅盛之症，故治疗当从肺、脾入手，以宣肺、健脾、祛湿为主。此后在肺气来复、阳水证缓后，方药当以顾护中焦脾胃之气为主，以增强机体免疫力，以防疾病复发。

方药选择以麻黄宣肺利水消肿，祛在表之水湿；白术健脾祛湿，祛在里之湿，两药合用，内外并治。患者因发病初期自觉恶风发热，脉浮滑，故配伍石膏以清泄肺热。生姜、甘草及大枣为佐使药，辛甘化阳，以扶正气，加强宣肺、健脾、化湿、利水之功。

19. 水肿并发支饮案（急性肾炎、胸腔积液）

李某，男，39 岁。

以全身浮肿，伴胸闷气短 12 天于 1957 年 11 月 4 日入院。入院后检查血压 150/120mmHg。尿常规：尿蛋白（＋＋＋＋），RBC（＋），WBC（＋＋），颗粒管型（＋），透明管型（＋），尿比重 1.030。X 线检查示胸腔积液。西医诊断：急性肾炎；胸腔积液。请米老诊治，症见全身高度水肿，以颈部尤甚，胸闷气短，头晕耳鸣，腰酸尿少，肢体困重，活动困难，胸部及下肢皮肤可见裂纹数处，并有渗出液，舌淡苔腻略黄，脉浮滑。中医诊断：水肿并发支饮。证属水湿浸渍，饮停胸胁。治宜宣肺利气，通阳逐水。方用麻黄附子甘草汤、五苓散合剂加味。处方：

麻黄 17.5g，附子 35g（先煎），茯苓 17.5g，白术17.5g，泽泻 17.5g，桂枝 17.5g，猪苓 10.5g，桔梗 10.5g，杏仁 10.5g，苏子 10.5g，甘草 10.5g，葶苈子 10.5g。每日1 剂，连服 6 剂。

服药 1 剂，胸闷气短明显减轻。继服 5 剂，尿量增多，水肿减退，舌脉同前，守方继服 6 剂，诸症消失。但时有腹胀，畏寒肢冷，舌淡，苔白略腻，脉沉细。证为脾肾阳虚，治宜温肾健脾，方用济生肾气汤。处方：

熟地黄 28g，山药 14g，山萸肉 14g，怀牛膝 10.5g，牡丹皮 10.5g，茯苓 10.5g，泽泻 10.5g，肉桂 3.5g，附子 35g（先煎），车前子 35g（另包）。每日 1 剂。

服药 6 剂后，上述症状消失，舌淡，苔薄白，脉缓。血压、尿常规、X 线检查一切正常，临床痊愈出院，带药六君子汤 6 剂以善后。

【按语】本例患者乃水肿并发支饮。水肿为病，或泛溢肌表腠理，或内溢脏腑官窍。支饮出自《金匮要略·痰饮咳嗽病脉证并治》，曰："咳逆倚息，短气不得卧，其形如肿，谓之支饮。"支饮是指因感染痨虫，或感受温热、湿热等邪，郁而不解，入侵心包之络，或因肾衰水毒上泛，损伤心包，以胸痛、气喘、心包腔积液等为主要表现的痰饮类疾病。相当于西医学所说的渗出性心包炎。治疗上当以宣肺利气、通阳逐水为法。处方用药以宣肺利水之麻黄、茯苓、桂枝，合温阳之附子，健脾祛湿之茯苓、白术、泽泻等杜绝水湿之源；同时配伍杏仁、紫苏子、葶苈子以宣肺平喘，平化痰湿；桔梗以复升降之气机，甘草调和诸药。在胸闷、气短等症状改善后，针对肢体浮肿，从脾、肾入手，运用济生肾气汤以温肾健脾，加强祛湿扶正之效，以防疾病来复。

20. 水肿并发臌胀案（肾病综合征）

梁某，男，17 岁。

以全身肿胀 2 个月余于 1957 年 7 月 10 日收住院。入院后检查：血压 150/96mmHg，腹水征阳性。尿常规：蛋白（++++），比重 1.010，RBC 0~3 个/HPF，WBC 5~10 个/HPF，颗粒管型 0~2 个/LPF，透明管型 0~1 个/LPF。生化检查：总蛋白 32.6g/L，白蛋白 22g/L，球蛋白 10.6g/L，胆固醇 8.58mmol/L。肾功能：二氧化碳结合力 23mmol/L，尿素氮 18.599mmol/L。尿蛋白定量 3.6g/24h。西医诊断：

肾病综合征。经治疗 2 个月余，病情急剧恶化，请米老治疗。症见精神萎靡，面色㿠白，全身浮肿，腹部膨隆，脐部凸出，青筋暴露，胸闷气喘，腹胀纳呆，畏寒肢冷，尿少腹痛。舌红苔黄腻，脉沉细滑。中医诊断：水肿并发臌胀。证属脾肾阳虚，气滞湿阻，水湿浸渍。治宜攻下泻实，行气利水，温肾健脾。方用舟车神佑丸（中成药），每服 7g，每日 1 次，连服 3 天。又用胃苓汤 3 剂，早晚饭前温服。处方：

苍术 10.5g，厚朴 10.5g，陈皮 10.5g，炙甘草 10.5g，生姜 10.5g，大枣 3 枚，桂枝 10.5g，白术 17.5g，泽泻 17.5g，茯苓 17.5g，猪苓 17.5g。

外用蒲灰散（蒲灰 105g，滑石 35g）外敷腹部。

用上药后，二便剧增，腹胀大减，水肿减退，精神好转，舌红，苔黄腻，脉沉细滑。继用上方，服法同前。守方 1 个月，腹围由原 82cm 减至 53cm，水肿消失，腹部平坦，时感饭后腹胀，腰膝酸软，畏寒，舌质淡苔薄白，脉沉细。证属脾肾阳虚，治宜温肾健脾，方用济生肾气汤。处方：

熟地黄 28g，山药 14g，山茱萸 14g，牡丹皮 10.5g，茯苓 17.5g，泽泻 14g，附片 10.5g（先煎），肉桂 10.5g，怀牛膝 10.5g，车前子 35g（另包）。每日 1 剂。

服 10 剂后，诸症消失，化验检查均为正常，临床痊愈出院。考虑病后体虚，故用健脾益胃之六君子汤 6 剂，以培土固本。

【按语】本例患者系青少年，病程2个月余，全身浮肿，伴腹部膨隆、脐部凸出、青筋暴露，乃为水肿并发臌胀。纵观水肿为病，当责之肺、脾、肾；臌胀为病，乃肝、脾、肾受损，虽病变脏腑不一，然皆以风邪、血瘀、水湿为致病因素。患者面色㿠白，浮肿伴腹部膨隆、青筋暴露，同时伴见胸闷气喘、畏寒肢冷、尿少等症状，无明显外感风寒之邪致病，当属水肿之阴水，考虑为脾、肾之变。《医宗必读》有言："水虽制于脾，实则统于肾，肾本水脏，而元阳寓焉。命门火衰，既不能自制阴寒，又不能温养脾土，则阴不从阳，而精化为水，故水肿之证多属火衰也。"故当温补脾肾之阳以化湿利水，实乃阴水之正治之法。本案患者浮肿明显，伴胸闷气喘、尿少腰痛，水湿泛溢为患，当以祛湿利水、泻实理气为要，同时温补脾肾以扶正祛邪，标本兼顾。先以舟车神佑丸（中成药）峻下逐水，后以胃苓汤和胃利水、健脾祛湿，顾护胃气。

同时配以蒲灰散外敷以治疗腹部膨隆、脐部凸起之症。《千金要方》载蒲黄、滑石两味组方治"小便不利，茎中疼痛，小腹急痛"，蒲黄功能凉血、化瘀、消肿，滑石善于利湿清热，合而成方，具有化瘀利窍泄热之功。待水肿及腹部症状缓解后，温补脾肾之阳，以济生肾气汤合六君子汤培元固本，以防疾病来复。

21. 水肿案一（急性肾炎）

李某，男，47岁，农民。

以全身肿胀 10 天，阴囊肿胀 6 天于 1959 年 6 月 16 日入院。入院后西医诊为"急性肾炎"，请米老诊治。症见面色苍白，形体肿胀，头晕咳喘，全身浮肿，阴囊肿大，尿少。舌苔白腻，脉沉缓。中医诊断：水肿（石水）。证属阴水，水湿浸渍。治宜温肾健脾，宣肺通阳利水。方选真武汤加细辛、五味子 5 剂。处方：

茯苓 35g，炒白术 10.5g，杭白芍 14g，生姜 10.5g，附子 21g（先煎），细辛 10.5g，五味子 7g。

忌烟、酒、劳累等。

服药后咳喘消失，水肿消退，原方去细辛、五味子，继服 2 剂。查尿常规示尿蛋白微量，红细胞 0~1 个/HPF。改用六君子汤。处方：

党参 17.5g，白术 14g，茯苓 17.5g，炙甘草 10.5g，陈皮 10.5g，姜半夏 10.5g，生姜 7g，大枣 2 枚。

服药 3 剂后浮肿消退，化验检查全部正常。带上方 3 剂出院。

【按语】《金匮要略·水气病脉证并治》称本病为"水气"，按照病因、病证分为风水、皮水、正水、石水、黄汗五类。至元代《丹溪心法·水肿》将水肿分为阳水和阴水两大类，指出："若遍身肿，烦渴，小便赤涩，大便闭，此属阳水。""若遍身肿，不烦渴，大便溏，小便少，不涩赤，此属阴水。"本病发病时间较短，然病势较急，全身浮肿，以肢体肿胀、下焦水湿泛溢为主，属阴水所致。阴水为病，当责之脾、肾两脏，脾主运化、肾主水，《类证治裁·肿胀》曰:"因肺脾肾虚,致水溢者,为阴水。"虚证治宜扶正为主,用温肾、健脾、益气、通阳等法。

本方以炒白术、茯苓主入脾、胃经,功能健脾祛湿;附子温肾阳,温补人体之元阳,上述药物温补先后天之脏;加白芍构成"真武汤"方,取温肾化饮之功;另配生姜、细辛、五味子等药物,取"苓甘五味姜辛汤"之义,以温化水饮、宣肺通阳利水。从肺、脾、肾入手,温阳复气、祛湿利水。诸药合用,共奏温肾健脾、宣肺通阳利水之功。

22. 水肿案二(急性肾炎)

陈某,男,12岁。

以全身浮肿近半月于1959年6月22日入院。西医诊为"急性肾炎",经西医治疗未见好转,请米老诊治。症见精神欠佳,面色苍白,全身浮肿,阴囊水肿,头晕气喘,腹部肿胀,尿少色黄,舌红苔黄腻,脉浮滑。中医诊断:水肿(阳水),风水泛滥证。治宜散风清热,宣肺利水,方选越婢加术汤。处方:

麻黄14g,生石膏28g(先煎),炙甘草10.5g,生姜10.5g,大枣4枚,炒白术14g。

服药7剂后浮肿完全消退,仍感头晕,心悸,腹胀,大便每日2~3次,稀便,舌苔白腻,脉沉细。属脾肾阳虚。缓则治其本,以温肾健脾利湿为主,方选真武汤。处方:

茯苓 35g，炒白术 14g，杭白芍 10.5g，附子 7g（先煎），生姜 10.5g。

服药 2 剂后诸症消失，继服六君子汤 3 剂以调理脾胃，促进恢复。此时化验报告正常，血压正常，带补中益气丸 2 盒，出院继服。

【按语】 患儿发病急骤，初期可见全身浮肿，头晕气喘，乃风湿水邪为患。风湿之邪侵袭，肺卫御邪于外，脉搏鼓动有力，则脉见浮；水湿浸渍，痰湿为病，则脉滑。临症伴面色苍白，阴囊水肿，腹部肿胀，尿少，考虑脾肾为病，此乃本虚标实之证，本责之于脾肾阳虚，标乃风水为患。治疗当先解其标，后乃治其本。《黄帝内经·标本病传论》曰："黄帝问曰：病有标本，刺有逆从，奈何？岐伯对曰：凡刺之方，必别阴阳，前后相应，逆从得施，标本相移。故曰有其在标而求之于标，有其在本而求之于本，有其在本而求之于标，有其在标而求之于本。故治有取标而得者，有取本而得者，有逆取而得者，有从取而得者。故知逆与从，正行无问；知标本者，万举万当；不知标本，是谓妄行。"

处方先予越婢加术汤以疏风泄热，发汗利水。《金匮要略方义》曰："本方乃越婢汤加白术而成，白术乃脾家正药，健脾化湿是其专长，与麻黄相伍，能外散内利，祛一身皮里之水。本方治证，乃脾气素虚，湿从内生复感外风，风水相搏，发为水肿之病。方以越婢汤发散其表，白术治其里，使风邪从皮毛而散，水湿从小便而利。二者配合，表里双解，表和里通，诸症得除。"待浮肿消退后，考虑腹部肿胀、尿少者，予真武汤温阳利水，健脾补肾。病情缓解后，予六君子汤类方以顾护脾胃后天之本。

23. 水肿案三（急性肾炎）

赵某，男，59 岁。

以下肢肿胀 1 周余于 1959 年 7 月 27 日入院。入院检查尿常规：尿蛋白（+++），红细胞 0~4 个/HPF，白细胞 0~3 个/HPF，颗粒管型 0~1 个/LPF，尿比重 1.010。肾功能：二氧化碳结合力 22mmol/L，血清非蛋白氮（NPN）39.99mg%。西医诊断：急性肾炎。就诊症见精神欠佳，面色苍白，形体较胖，下肢浮肿，尿少，头晕，舌苔白腻，脉沉滑。中医诊断：水肿病（阴水），水湿浸渍证。治以温肾健脾，通阳利水。方用济生肾气汤。处方：

熟地黄 28g，山药 14g，山萸肉 14g，牡丹皮 10.5g，茯苓 35g，泽泻 14g，怀牛膝 17.5g，车前子 35g（另包），肉桂 10.5g，附子 10.5g（先煎）。

服药 3 剂后，尿量增多，浮肿基本消退，精神好转。继服上方 2 剂，浮肿全部消退，化验检查一切正常。

【按语】本病因肺、脾、肾水液代谢功能失调，水液泛滥肌肤所致，以头面、眼睑、四肢，甚至全身浮肿为主要表现的疾病。本病初起大多从眼睑开始，继则延及头面，四肢全身。亦有从下肢开始，然后肿及全身者，以肌肤浮肿，皮色明亮光薄，按之凹陷不起，常伴有小便不利，甚至尿闭，胸闷腹满，气喘不能平卧等症。

附：中医防治肾病概述

米老在西安医学院工作时，采用西医诊断，中医辨证治疗的方法，主治肾病 88 例，疗效显著。从中可以看出米老辨证遣药的特色，归纳分析谨供参考。

1. 精研四法。本病属于中医"水肿""臌胀""虚劳""腰痛病"之范畴。其治法论述颇多，米老临床常用治则有四：开鬼门、洁净府、实脾土、温肾阳。开鬼门者，即用汗法使病邪从肌表排出；洁净府者，即用通利法以消逐水气；实脾土者，即用培补脾胃法使脾土健旺而散精于肺，此谓"培土生金"之法，复肺之宣发肃降之能，从而通调水道，下输膀胱，淫气于经，散精于脉；温肾阳者，即用温补肾阳法使水有所主而不妄行。水肿病有阳水与阴水之分，阳水证宜开鬼门、洁净府，阴水证宜实脾土、温肾阳。临证中，急性肾炎浮肿多属阳水证，因病程短、预后尚可，宜采用发汗逐水之方药。常用方以越婢汤、越婢加术汤、麻杏石甘汤、大青龙汤和五皮饮加减，方中均重用麻黄。《本草正》言："麻黄以轻扬之味，而兼辛温之性，故善达肌表，走经络，大能表散风邪，祛除寒毒。一应瘟疫、疟疾、瘴气、山岚，凡足三阳表实之证，必宜用之。若寒邪深入少阴、厥阴筋骨之间，非用麻黄、官桂不能逐也。"慢性肾炎浮肿多属阴水证，宜采用实脾土、温肾阳之方药。常用方以胃苓汤、六君子汤、真武汤、济生肾气汤和甘草附子汤之类。凡诸水肿，皆佐利湿之五苓散；凡诸臌胀，皆用攻下之舟车神佑丸。米老还借鉴古人水气之为病，虽脾、肺、肾各有所主，但皆归于肾之论点，采用"治肿必先治水，治水必先治肾"之法，方以金匮肾气汤类加减，但重用附子、肉桂，以补命门火而使肾气充实，以复脾肾阳气，则阴寒水湿得除。此法在治疗慢性肾炎浮肿中收效较佳。

2. 重用麻附。米老在治疗肾病时，重视麻黄与附子的灵活运用。在治疗急性肾炎中，均以麻黄为君药，用量多在 14~28g，小儿亦用至 17.5g。在治疗慢性肾炎中，均以附子为君药，用量多在 28~70g。麻黄与附子均具毒性，文献亦有中毒病例报告，米老在临床中用量较大，但未出现中毒现象，且治愈率较高，主要因素有二：①配伍得当。麻黄性温，味辛、微苦，有发汗平喘，消肿利尿之功。麻黄发汗虽强，但方中常配大寒的石膏以制之，补脾的白术以扶之，甘草、姜、枣以和营卫，故汗出不多。米老通过反复临床验证，认为运用麻黄应不分冬夏，关键在于辨证确切，配伍得当。若误用于虚人或虚证，加之配伍不当，可出现大汗亡阳之危证。②深研药理。附子辛热燥烈，有助心肾之阳、扶阳利水、回阳救脱之功，常用于阴水证，适应症为形寒肢冷，腰腿酸困，面色白，小便清长，大便溏泄，舌质淡，苔白腻，脉沉细等命门火衰之候。附子的主要毒性成分是乌头碱,但经炮制加工后,大量乌头碱被破坏,加之附子排泄较快,无蓄积作用,故临床大剂量使用无中毒现象。

3. 善补后天。米老精于辨证,注重调补脾胃。他认为肾病"其本在肾",但主要表现是肺、脾、肾功能失调所致。肾病患者凡水肿消失,恢复期均用六君子汤或补中益气汤加减,健脾养胃,升阳益气。因"肾为先天之本,脾为后天之本",肾气虚则不能固摄精微,温煦脾土,导致脾失健运,化源不足;脾气不运则精微下注,脏腑失养,肾气亏虚。肾气愈虚则病久不愈,因此,治疗必须注重补脾土,益化源,才能使本病完全恢复,此乃先后天关系所定。另外,治疗中凡出现呕吐者,一般先用枳朴六君子汤健脾和胃降逆,并始终贯彻"保胃气"这一原则,即中医"培土制水"之义。

24. 水肿案(神经血管性水肿)

陈某,男,60岁,干部。

初诊(1986年9月26日):患者下肢浮肿3年,曾在外院诊断为神经血管性水肿,经治疗无效。现症见头晕,胸闷,左下肢浮肿,腰背酸痛,畏寒,便溏,每日2次,易出汗,舌质淡,苔白厚,脉沉细。中医诊断:水肿,脾肾阳虚证。治宜温补脾肾,助阳消肿。方用金匮肾气丸,每服10g,每日2次,早晚水送服。连服3个月。

二诊（1986 年 12 月 4 日）：下肢浮肿减轻，畏寒、便溏、易出汗消失，舌质淡，苔白，脉沉。继用上药 3 个月。

三诊（1987 年 7 月）：诸症消失，舌质淡，苔薄白，脉缓。

【按语】本例水肿病，主要是肾气虚弱，久则涉及脾阳不运所致。治宜温肾补脾为本，故方选金匮肾气丸调补阴阳而获效。

水肿病多是以肾为本，以肺为标，而以脾为制水之脏，诚如《景岳全书·肿胀》所云："凡水肿等证，乃肺脾肾三脏相干之病。盖水为至阴，故其本在肾；水化于气，故其标在肺；水唯畏土，故其制在脾。今肺虚则气不化精而化水，脾虚则土不制水而反克，肾虚则水无所主而妄行。"该患者浮肿病史 3 年，主要病机为肾阳不足，病久及脾，导致脾阳不运，故而有腰背酸痛，畏寒，便溏等临床表现。治宜温肾健脾为本，故方选金匮肾气丸调理获效。

25. 妊娠水肿案（妊娠中毒症）

李某，女，25 岁，居民。

妊娠 9 个月，出现全身高度水肿，活动困难，胸闷气短，头晕目眩。舌淡胖，苔薄白而腻，脉弦滑。证属妊娠水肿，治宜利水消肿，方用葵子茯苓散。处方：

冬葵子 17.5g，茯苓 17.5g。

上方研细末，每服 10g，每日 3 次，水送服。服药 2

剂，水肿消退，痊愈。

【按语】妊娠妇女随着子宫的增大，逐步压迫盆腔及下肢的静脉，阻碍血液回流，使静脉压增高，故发生水肿，且妊娠月份越大，水肿越重。结合其静脉受压回流不畅的病理机制，可考虑为三焦水道不通，水气外溢而浮肿，《金匮要略心典》云："葵子、茯苓滑窍行水，水气既行，不淫肌肤，身体不重矣。"此例方用冬葵子通调三焦水道，茯苓健脾利水，内外结合，水肿即愈。说明了本方药少力专，提示古方新用的研究价值。

26. 水疝案（鞘膜积液）

陈某，男，10 岁，学生。

阴囊肿大如小皮球，状如水晶，行走困难。经在外院诊为"鞘膜积液"，方用五皮饮治疗，未见效果。观其脉证，证属阴囊水肿，治宜温肾利水，方用真武汤 1 剂，配灸大敦穴 15 分钟。痊愈。处方：

茯苓 17.5g，白术 17.5g，附子 14g（先煎），生姜 17.5g，芍药 17.5g。

【按语】鞘膜积液因液体的分泌与吸收失去平衡形成，病程缓慢，可能与创伤、炎症等相关。中医称为水疝，可因肾气亏虚，湿热下注，肾虚寒湿等引起。米老观其脉证乃水湿下注阴囊，局部腠理闭塞所致实水，单用行气化湿、利水消肿之五皮饮效不明显，水在下当利小便，方用真武汤温肾脾之阳以达利水之功，灸大墩穴以温经调水道，药灸配合，一跃而愈。

27. 石淋案（输尿管结石）

洪某，男，30岁。干部。

左下腹剧痛反复发作 1 年余，曾在西安交通大学第二附属医院行肾盂静脉造影、腹部平片等检查，诊为左侧输尿管中段结石。患者拒绝手术，要求米老诊治。现症：左下腹隐痛，频发绞痛，伴尿频，尿急，尿痛，舌红苔薄白，脉弦滑。中医诊断：石淋，肾气不足证。治以补肾排石。方用金匮肾气汤加冬葵子、滑石。处方：

生地黄 28g，山药 14g，山萸肉 14g，牡丹皮 10.5g，茯苓 10.5g，泽泻 10.5g，附子 3.5g（先煎），肉桂 3.5g，滑石 35g，冬葵子 17.5g。每日 1 剂，服 7 剂。

二诊：疼痛缓解，尿频，尿急，尿痛消失。舌淡苔薄白，脉弦滑，继服上方 7 剂。

三诊：服药后突感左下腹绞痛，约 5 分钟后消失。急查尿常规见红细胞（＋＋＋＋）。症见精神不振，腰背疼痛，舌淡苔白，脉弦。继服上药 7 剂，复查与前对照。

四诊：精神好转，诸症消失，检查报告左侧输尿管中段未见结石影。随访 1 年，未见发作。

【按语】《诸病源候论》云："诸淋者，由肾虚而膀胱热故也。"中医认为，肾乃水脏，职司水液的分清泌浊；膀胱为州都之官，贮藏和排泄尿液；一脏一腑互为表里，二者功能正常则开阖有度，水液排泄正常。肾阳旺盛，气化正常，肾之开阖蒸化有度，将浊中之清者复上升于肺输布全身，将浊中之浊者下注膀胱排出体外，则湿热无以蕴结，结石无法形成。若肾阳衰弱，气化乏力，肾失开阖蒸化之权，清浊泌别失司，湿浊不能下注而沉积为石。故选用金匮肾气汤温补肾气。服至 21 剂时突发尿痛，为结石排出时刺激输尿管的反应。经检查与前对照，充分证明已痊愈。方中加入滑石、冬葵子，目的是在补肾气的基础上增强输尿管扩张之作用，使结石排出，这是米老遣方用药之妙，其机理有待进一步研究。

28. 咳血案（支气管扩张）

李某，女，64 岁。

反复咯血 10 年余，经西医诊断为支气管扩张、肺气肿。反复发作，每次咯血量约 400mL，治疗非常棘手。最近一次发病某医院治疗无效，特请米老诊治。症见咯血，恶心，乏力，纳呆，口干，脉沉细数，舌红无苔。中医诊断：咯血，气阴两虚证。治宜益气养阴，方用竹叶石膏汤加减。处方：

竹叶 10.5g，生石膏 17.5g（先煎），麦冬 35g，姜半夏 10.5g，人参 7g，黄芩 10.5g，粳米 17.5g，生甘草 17.5g，生姜 10.5g，大枣 4 枚，茯苓 17.5g。每日 1 剂，连服 6 剂。

二诊：服药后咯血止，但不慎外感，出现寒热往来，恶心呕吐，头晕乏力，舌质红，苔薄白，脉弦数。方用柴胡温胆汤加味。处方：

柴胡 14g，姜半夏 10.5g，党参 10.5g，黄芩 10.5g，甘草 10.5g，生姜 10.5g，大枣 2 枚，枳实 10.5g，竹茹 10.5g，茯苓 14g，厚朴 10.5g。每日 1 剂，连服 6 剂。

三诊：热退症减，脉细缓，舌淡苔白。继用竹叶石膏汤加减善后，随访 10 年，未见复发。

【按语】 支气管扩张症（简称支扩）是由支气管及周围肺组织的慢性炎症引起管壁损害导致支气管扩张和变形的一种慢性呼吸道疾病，以慢性咳嗽、咳大量脓痰和（或）反复咯血为临床特点。一般咯血，多用止血凉血方药，本例咯血，未用止血药，仅用益气养阴之药即愈。米老用此方主要是紧抓血汗同源，气为血之帅，血为气之母，久病多虚之机理，妙用"甘药调，回生理"的治则，故方选竹叶石膏汤而获效。

29. 咳嗽案（支气管炎）

潘某，男，50 岁，干部。

初诊（1991 年 9 月 26 日）：症见咳嗽，无痰，夜晚加重，胸部有空虚感，气短，善叹息，动则汗出 14 天，舌红，苔薄黄，脉弦细而数。中医诊断：咳嗽。证属肺气郁结，肺肾阴亏。治宜润肺养阴，宣利肺气。处方：

①百合固金汤加紫菀、款冬花。

百合 35g，生地黄 10.5g，熟地黄 10.5g，玄参 10.5g，贝母 10.5g，桔梗 14g，甘草 10.5g，麦冬 14g，杭芍 10.5g，当归 10.5g，紫菀 10.5g，款冬花 10.5g。每日 1 剂，服 7 剂。

②麦味地黄丸。每服 10g，每日 2 次，早晚温水送服。

二诊（1991 年 10 月 6 日）：服药后诸症消失，舌苔薄白，脉缓。继用麦味地黄丸调理。

【按语】肺主气、司呼吸，肾主纳气。本例咳嗽为肺肾阴亏所致。阴虚生内热，虚热上犯伤肺，肺阴损耗，故而出现干咳。百合固金汤适用于肺肾阴虚、虚火上炎证，加入紫菀、款冬花以加强润肺止咳之效。患者肺失宣降，肺气郁结则见气短，善叹息，故用百合固金汤加大桔梗用量，以增利肺之功。配服麦味地黄丸，通过滋肾水以降虚火，从而使阴液渐充，肺肾得养，虚火自消，诸症自愈，此即金水相生之意。

30. 哮喘案（支气管哮喘）

李某，男，29 岁。

以咳喘近半月于 1959 年 11 月 23 日入院。患者半月前乘汽车途中咳嗽气喘，服药后稍好转，但易反复。入院查体：血压 130/116mmHg，急性病容，被动体位，面色黑黄，呼吸急促。两肺听诊可闻及散在哮鸣及干鸣，心脏检查无异常。胸部 X 线示左肺硬结性肺结核。其余检查未见异常。西医诊断：支气管哮喘。转中医治疗。症见精神萎靡，面色黑黄，表情痛苦，形体消瘦，呼吸急促，咳嗽痰多，胸闷，不能平卧。苔白滑，脉弦数。中医诊断：哮喘。证属风寒犯肺，肺失宣降。治以宣肺化饮，止咳平喘，方用小青龙汤加杏仁、茯苓、款冬花、紫菀。处方：

麻黄 10.5g，桂枝 10.5g，芍药 17.5g，炙甘草 10.5g，干姜 10.5g，细辛 10.5g，姜半夏 10.5g，五味子 7g，杏仁 10.5g，茯苓 17.5g，款冬花 10.5g，紫菀 10.5g。

服上方 2 剂后气喘减轻，仍咳嗽，痰多。"缓则治其本"，改用健脾温肺止咳之六君子汤加干姜、细辛、五味子、紫菀、款冬花。处方：

党参 17.5g，炙甘草 10.5g，茯苓 14g，白术 10.5g，陈皮 10.5g，姜半夏 10.5g，干姜 10.5g，细辛 10.5g，五味子 7g，紫菀 10.5g，款冬花 10.5g。

服上方 22 剂后，气喘隔日轻微发作，咽部不适，改用小青龙汤加杏仁、桔梗。处方：

麻黄 10.5g，桂枝 10.5g，芍药 17.5g，炙甘草 10.5g，干姜 10.5g，细辛 10.5g，姜半夏 10.5g，五味子 7g，杏仁 10.5g，桔梗 10.5g。

服上方 15 剂后，喘息未发作，咳嗽、胸闷诸症减轻，但仍觉咽部不适，痰多，苔黄厚，脉沉实。方选六君子汤加干姜、细辛、五味子、杏仁、桔梗。处方：

党参 17.5g，炙甘草 10.5g，茯苓 14g，白术 10.5g，陈

皮 10.5g，姜半夏 10.5g，干姜 10.5g，细辛 10.5g，五味子 7g，杏仁 10.5g，桔梗 10.5g。

服上方 9 剂后，诸症消失，病愈出院。

【按语】支气管哮喘是一种慢性气道炎症，与多种因素相关，且存在气道高反应与可逆的气流受限，临床表现为反复发作的喘息、气急、胸闷或咳嗽。属于中医学"哮证"范畴。元代朱丹溪首创"哮喘"病名，阐明病机专于痰，提出"未发以扶正气为主，既发以攻邪气为急"的治疗原则，不仅把本病从笼统的"喘鸣""上气"中分离出来，成为一个独立的病，而且确定了本病的施治要领。哮喘诊治分发作期和缓解期两种治法，发作期有寒、热之别。本例发作期为肺寒型，"病痰饮者当以温药和之"，小青龙汤具有解表散寒、温肺化饮之功，仲景在其《伤寒论》中曾论述："伤寒表不解，心下有水气，干呕，发热而咳，或渴，或利，或噎，或小便不利，少腹满，或喘者，小青龙汤主之。"《御药院方》曰："细辛五味子汤（即小青龙汤），治肺气不利，咳嗽喘满，胸膈烦闷，痰涎多，喉中有声，鼻塞清涕，头痛目眩，肢体倦怠，咽溢不利，呕逆恶心。"方选小青龙汤加味以温肺散寒，化痰平喘，以治其标；后用益气健脾之六君子汤加味以治本，此即培土生金之意。

31. 哮喘合并肺痨案（支气管哮喘、肺结核）

李某，女，38 岁，家庭妇女。

以阵发性喘息 10 年，咳嗽咯血 5 年于 1959 年 11 月 13 日收入院。患者于 10 年前冬季受凉后，即咳嗽气喘，时感胸闷，咽部不适，逐渐加重，出现烦躁不安，不能平卧，端坐呼吸。有时伴有咳嗽、吐白痰、发热等症状。近 4 年来，喘息频频发作且加剧，常数小时或数天后才能缓解。除上述症状外，出现不规则发热，夜间盗汗，咯血。曾在某市医院检查诊为"肺结核"。本次入院后血、尿、便常规检查正常。胸部 X 线右上肺结核（浸润型）。西医诊断：支气管哮喘；右肺浸润型结核。中医诊断：哮喘；肺痨。西医采用抗结核药物疗效不显，特请中医治疗支气管哮喘。症见患者精神欠佳，面色苍白，末梢可见发绀，形体消瘦，咳嗽气喘，不能平卧，头痛畏寒，口渴不欲饮，舌苔白滑，脉象浮数。证属风寒袭肺，肺失宣降。方用小青龙汤加杏仁、茯苓、款冬花、紫菀、石膏。处方：

麻黄 10.5g，半夏 10.5g，桂枝 10.5g，白芍 10.5g，细辛 10.5g，五味子 7g，干姜 10.5g，炙甘草 10.5g，杏仁 10.5g，茯苓 14g，紫菀 10.5g，款冬花 10.5g，石膏 14g（先煎）。

服上药 4 剂后，喘息好转，舌苔白腻，脉象弦数。继用上方 2 剂。药后未见喘息，但感头痛，口黏，咳嗽，吐白沫痰，量多，舌苔白，脉弦滑。上方去石膏，继进 2 剂。药后喘咳较前好转，但手足心发热，昨晚痰中带血丝，食欲、二便尚正常，舌苔白，脉弦滑。上方加枳实 10.5g，生石膏 14g，继进 4 服。药后喘息发作已少，但仍咳嗽，可以平卧，痰中无血丝，体温已正常，舌苔白，脉弦滑。继用上方去生石膏2剂。药后喘息再未发作，咳嗽好转，可平卧，睡眠差，苔白，脉沉。继用上方加酸枣仁10.5g，2剂。药后已无喘息，可平卧，咳嗽减轻，手足心发热好转，苔白，脉沉迟。继用上方加厚朴10.5g，4剂。药后一般状况尚可，但昨日半夜有轻度呼吸不畅，无咳嗽吐痰，系患者饮食不慎引起，二便正常，睡眠差，苔白，脉弦滑。证属胆虚痰热，虚烦不眠。方用温胆汤加酸枣仁。处方：

半夏10.5g，陈皮10.5g，茯苓14g，炙甘草10.5g，生姜10.5g，大枣2枚，竹茹10.5g，枳实10.5g，酸枣仁14g。

服上方2剂后，症状基本消失，苔白，脉弦。继用上方，生姜改干姜10.5g，加细辛7g。

服4剂后，喘息、咳嗽等症状消失，苔薄白，脉象弦细。继服上方3剂后出院，定期门诊复查。

【按语】本例诊为"哮喘""肺痨"病。经西药抗结核药物治疗改善不明显，转请中医治疗哮喘。米老据症辨为风寒袭肺，肺失宣降，故方用小青龙汤加味为治，4剂后喘息好转。后见症减石膏，再加枳壳、酸枣仁、厚朴，服16剂后，症状日渐好转。至九诊时辨为胆虚痰热而致虚烦失眠，故方用温胆汤加酸枣仁清热化痰安神。药后症状消失，再于上方生姜改干姜，加细辛，温清合法，以为善后。先后凡十一诊，辨证精到，用药贴切，故获效显著。于此可见，用小青龙汤据证加减治疗支气管哮喘，疗效理应肯定。

32. 哮喘案（过敏性哮喘）

李某，女，40岁，法国籍人士。

因气喘3年就诊。3年前因接触动物毛引起气喘发作，喉间有声，西医诊为"哮喘"。3年来反复发作，每遇动物毛即发作，特请米老治疗。症见气喘发作已持续2天，舌质淡，苔薄白，脉弦细。中医诊断：哮喘。证属肾气亏损，肾不纳气。治以补肾纳气之肾气丸，每日2次，每次9g。连服1个月后，患者自诉接触动物毛已不再大发作，只有轻微气喘，嘱继服肾气丸。

【按语】过敏性哮喘是一种比较顽固的疾病，在中医学中属于"哮证"旳范畴。哮必兼喘，此患者以气喘3年为主诉，《医贯·喘》云："真元损耗，喘出于肾气之上奔……乃气不归元也。"《类证治裁·喘症论治》云："肺为气之主，肾为气之根，肺主出气，肾主纳气，阴阳相交，呼吸乃和。若出纳升降失常，斯喘作焉。"肾为先天之本，内寓元阳，主藏精纳气，与主气司呼吸之肺有金水相生母子关系。肾阳主全身之阳，肾阴主全身之阴，元阴元阳不足易致各脏腑功能低下而发病，只有通过补肾而达止喘之目的。本例哮喘为肾不纳气所致，故用金匮肾气丸获效，此即"正气存内，邪不可干""邪之所凑，其气必虚"之意。

33. 鼻渊案（额窦炎）

王某，男，30岁，工人。

头痛重闷，恶心，鼻流黄脓涕10天。曾在某医院诊为额窦炎，经治未加明显改善。症见头痛重闷，恶心，鼻流黄脓涕，舌淡苔薄黄，脉细滑。米老以补中益气汤加味3剂痊愈。处方：

黄芪35g，白术10.5g，陈皮10.5g，当归10.5g，升麻7g，柴胡7g，党参10.5g，炙甘草10.5g，黄芩10.5g，防风10.5g，辛夷10.5g。

【按语】本例患者病属鼻渊，以辛夷散、苍耳子散之类治疗无效验。米老观其脉证，指出本病治疗要从病理分析，不可据守一法一方。脾为后天之本，气血生化之源，五脏六腑、四肢百骸皆赖脾运化之水谷精微充养，耳鼻咽喉皆依气血之濡，靠升清降浊而发挥其司听觉、司嗅觉、助平衡、纳水谷、行呼吸、发声音等生理功能。米老认为本病乃标实本虚证，治疗应补土生金，故用治本补虚之补中益气汤实脾土，加入治标之黄芩、防风、辛夷以驱邪外出而愈，此即扶正祛邪之意。

34. 胃脘痛案（肝炎后综合征）

郭某，男，23岁，干部。

以腹痛 3 年余于 1959 年 7 月 21 日入院。患者 3 年前因腹胀腹痛，在西安医学院第一附属医院检查，诊为"慢性肝炎"。曾服用中药、西药，一直未愈。近日因腹痛较剧，食欲不振，乏力头晕，背痛而入院。入院检查：腹软无压痛，右肋下 2cm 可触及肝下界，质软，边缘锐，有压痛，脾脏未触及。化验检查：肝功能异常，血常规、尿常规、粪常规、消化道钡餐透视、胆囊造影等检查未发现异常。西医诊断：肝炎后综合征。就诊症见面色萎黄，形体消瘦，嗳气吞酸，腹胀，食欲不振，腹痛较前加重。舌淡少苔，脉虚。中医诊断：胃脘痛，脾胃虚寒证。治以健脾益胃之香砂六君子汤。处方：

党参 10.5g，炒白术 10.5g，茯苓 10.5g，姜半夏 10.5g，陈皮 10.5g，广木香 7g，砂仁 7g（后下），炙甘草 10.5g，生姜 10.5g，大枣 2 枚。

二诊：服上药 3 剂症状同前，改用柴平饮加制香附、郁金、炒神曲、炒麦芽。处方：

柴胡 14g，党参 10.5g，姜半夏 10.5g，黄芩 10.5g，炙甘草 10.5g，陈皮 10.5g，厚朴 10.5g，苍术 10.5g，制香附 14g，郁金 14g，炒神曲 10.5g，炒麦芽 10.5g。

三诊：服上药 11 剂。腹胀，矢气后舒畅，口苦、反酸，乏困无力。舌质淡苔白，脉弦。方用枳朴六君汤加广木香。处方：

枳实 10.5g，厚朴 10.5g，党参 17.5g，姜半夏 10.5g，白术 10.5g，茯苓 17.5g，炙甘草 10.5g，生姜 10.5g，大枣

2 枚，广木香 7g。

四诊：服上药 3 剂后症状好转，腹痛缓解，但大便秘结，饭后腹胀，小便不畅。舌淡，苔白略厚，脉弦滑。方用柴平饮加神曲、麦芽、制香附、郁金，6 剂。处方：

柴胡 14g，党参 10.5g，姜半夏 10.5g，黄芩 10.5g，炙甘草 10.5g，陈皮 10.5g，厚朴 10.5g，苍术 10.5g，生姜 10.5g，神曲 10.5g，麦芽 10.5g，制香附 14g，郁金 14g，大枣 2 枚。

五诊：服药后腹不胀，但失眠多梦，乏困无力，舌苔薄白，脉虚细。选归脾汤加柴胡、杭白芍、制香附、郁金、厚朴，6 剂。处方：

党参 17.5g，黄芪 35g，白术 10.5g，茯神 14g，酸枣仁 14g，龙眼肉 10.5g，广木香 10.5g，炙甘草 10.5g，当归 10.5g，远志 10.5g，生姜 10.5g，大枣 4 枚，柴胡 14g，杭白芍 14g，制香附 14g，郁金 14g，厚朴 10.5g。

六诊：服上药诸症好转，但感受外邪，出现流涕，鼻塞，咳嗽，烦躁腹胀。予补中益气汤加郁金、制香附。处方：

党参 17.5g，炙黄芪 35g，白术 10.5g，炙甘草 10.5g，当归 10.5g，陈皮 10.5g，升麻 7g，柴胡 7g，郁金 10.5g，制香附 14g。

七诊：服上方 12 剂，精神好转，但肝区胀闷，头晕，进食油腻后不适。舌淡苔白，脉弦。方用柴平饮加枳实、制香附、郁金、木香，14 剂。处方：

柴胡 14g，党参 10.5g，姜半夏 10.5g，黄芩 10.5g，生姜

10.5g，炙甘草 10.5g，陈皮 10.5g，厚朴 10.5g，苍术 10.5g，大枣 2 枚，枳实 10.5g，制香附 14g，郁金 14g，木香 7g。

八诊：服药后时有腹胀，胃内烧灼感。停服汤药，改服大黄䗪虫丸。

九诊：头晕，口苦。舌淡苔薄黄，脉弦。继服成药，并加服丹栀逍遥散加制香附、郁金、建曲、麦芽，12 剂。处方：

当归 10.5g，杭芍 14g，白术 14g，柴胡 10.5g，茯苓 14g，甘草 10.5g，煨姜 3.5g，薄荷 3.5g（后下），牡丹皮 10.5g，山栀子 10.5g，制香附 14g，郁金 14g，建曲 10.5g，麦芽 10.5g。

十诊：服药后症状减轻，但肝区时有隐痛，腹胀。右肋下 1cm 可触及肝下界，复查肝功能正常，舌淡红，苔略黄，脉弦细。带"舒肝片"出院。

【按语】患者腹痛 3 年余，因饮食不节，损伤脾胃，脾土不运，纳化失司，脾不散精则面色萎黄，形体消瘦；气机不利，升降失司，运化不及，则嗳气吞酸，腹胀，食欲不振，或见腹痛。先以脾胃虚寒论治，以香砂六君子汤健脾益胃。然服 3 剂后症状同前，考虑患者脾胃久虚，反侮肝木，木失调达，疏泄失常，形成肝脾不调之症，故处方用药调整为疏肝理气、健脾和胃之柴平饮肝脾同调。待服 11 剂后，症状明显缓解，因时有腹胀、口苦、反酸、乏困无力，病症仍在肝脾之脏，气血不调之故，故授以枳朴六君汤加广木香以健脾为本，理气为标，标本同治，再次调整方药为柴平饮以疏肝健脾。五诊、六诊时，患者出现心脾两虚、中气不足之征，故以补益心脾或健补脾胃之气为法治之，每获良效。病症虽有反复，均不离肝气郁结、脾胃运化失滞之理，调整用药后病症缓解，病情稳定。

《素问·玉机真脏论》言："五脏相通，移皆有次，五脏有病，则各传其所胜。"脾土居中焦，司升降之职，具坤顺之德而行乾健之功。《医学衷中参西录》云："人之元气，根基于肾，萌芽于肝，脾土之运化水谷，全赖肝木之升发疏泄而后才能运化畅达健运。"故言"土得木而达"。《难经·第七十七难》言："则知肝当传之于脾……""怒气伤肝，则肝木之气必侵脾土，而胃气受伤"（《景岳全书》），"肝病必犯脾土，是侮其所胜也"（《临证指南医案》），故有"补脾必以疏肝，疏肝即以补脾也"。米老在临诊过程中，紧抓肝脾二脏的生理功能及病理变化，灵活运用，方药加减，以恢复肝脾功能为目的，最终获效。

35. 腹痛案（肠梗阻）

杜某，女，8 岁。

以腹痛 2 天于 1959 年 5 月 10 日入院。检查见左下腹压痛，腹肌紧张。血常规：白细胞 $33.5 \times 10^9/\text{L}$，中性粒细胞比例 88%。大便常规：有蛔虫卵。腹部 X 线提示右下腹部有少量积气，有液平面，两肺下叶有炎性改变。西医诊断：肠梗阻（粪石型）；蛔虫病；两肺下叶肺炎。症见精神萎靡，面色苍白，形体消瘦，左下腹痛有硬结。舌质红苔黄腻，脉弦滑。中医诊断：腹痛，燥粪内结证。治以逐下燥结。方用大柴胡汤加厚朴，2剂。处方：

柴胡14g，黄芩10.5g，姜半夏10.5g，枳实10.5g，杭芍药10.5g，生大黄10.5g（后下），生姜10.5g，大枣2枚，厚朴7g。

二诊：服上药后便下多次，便内有硬结，便后自觉舒畅，腹痛减轻，精神好转。血常规：白细胞14.3×10^9/L，中性粒细胞比例76%。继服上方3剂。

三诊：腹部时有隐痛，余无明显不适。X线透视示心肺未见异常，右下腹有少量积气，未见液平面。上方去生大黄，杭芍加量至18g。

四诊：自觉症状消失，X线透视胸腹无异常，肺部炎症消失。痊愈出院。

【按语】中医学认为"六腑以通为用""以降为顺"，凡肠腑外伤、食积、热郁、湿阻等均可导致肠腑气机阻滞，传导障碍，清浊不分，积于肠内，发为腹痛。本例为粪石型梗阻，系脏腑功能失常，肠道功能障碍而致的气机痞塞，肠道不通，不通则痛。依据肠腑功能，治则以通为用。且患者合并有肺炎，肺与大肠相表里，故方用大柴胡汤加厚朴以逐下燥结，通里攻下，不仅排除梗阻，而且促进了肺炎的治愈。大柴胡汤首见于东汉医家张仲景所撰写的《伤寒杂病论》，是和解少阳、攻下实邪的常用方，全方和解与通下并用，表里同治而愈。

36. 痛经合并便秘案（痛经合并习惯性便秘）

芷某，女，25 岁，工人。

初诊（1986 年 9 月 21 日）：每次月经推迟 10 天，行经期间腹痛，有血块 1 年余，经服药未见好转。现症：腹胀，便秘，下肢发凉，记忆力减退，下腹痛并有下坠感，腰背发凉，手心发热。舌质淡色白，脉弦细。诊断：痛经；便秘。辨证属下元虚寒，阳虚血瘀。治以调经活血，温经散寒。处方：

①四物汤加干姜、肉桂。

熟地黄 10.5g，芍药 21g，当归 10.5g，川芎 10.5g，干姜 10.5g，肉桂 10.5g。

每日 1 剂，服 6 剂，行经期停药。

②麻仁丸。每服 10g，每日 2 次，早晚水送服。

二诊（1986 年 10 月 7 日）：腹胀，便秘，下肢发凉，记忆力减退，腰背发凉，手心发热消失，舌质淡，苔薄白，脉缓细。继用上方 6 剂。

三诊（1986 年 10 月 14 日）：服药 6 剂，月经按时来潮，无腹痛及下坠感、血块。舌淡苔白，脉缓。随访半年，月经均正常。

【按语】痛经有虚实之分，虚者多因气血虚弱或肝肾亏损，经后血流空虚，血脉失养所致。实者多因气滞血瘀，寒湿凝滞胞宫，引起气血受阻，经行不畅所致。本例便秘，为气虚血瘀所致，病现虚实夹杂，治疗以调经活血、温经散寒为要，选用四物汤补血活血，酌加干姜、肉桂守而不走，以增温经通脉散寒之力，达到温养下焦胞宫之阳，通则不痛之目的。因患者体有久寒，体质虚弱，肠腑传导无力，当配麻仁丸润肠通便使两病皆愈。

本例患者胞宫阴寒，瘀血凝滞，"瘀血不去则新血不生"，阴血暗耗，则生便秘之证，故诊疗根本在于散寒活血、养血通络，标本兼顾、虚实并用，气血同调，当获良效。

37. 痢疾案（急性细菌性痢疾）

患者唐某，女，57 岁，农民。

因腹泻 1 日，昏迷半日于 1959 年 9 月 5 日住院。患者 1 日前突觉恶寒发热，脘腹疼痛，大便稀溏呈清水样，曾在某红十字会医院治疗效果不显。之后呕吐清水（每日 7~8 次），排脓血便（每日 4~5 次），继之出现昏迷，遂来就诊入院。诊断：痢疾。现症：头晕，恶寒发热，腹痛，里急后重，每日泻下 5~6 次，伴见赤白黏液，心下痞满。舌质红，苔白厚，脉濡细。辨证属寒湿阻滞。治以温化寒湿，理气和中。方用半夏泻心汤 2 剂。处方：

姜半夏 17.5g，炒黄芩 10.5g，党参 10.5g，干姜 10.5g，大枣 4 枚，川黄连 10.5g，生姜 10.5g，炙甘草 10.5g，茯苓 21g。

二诊：服上方后自觉心下痞满消失，大便次数减少，精神好转。继服上方 4 剂。

三诊：患者现感头晕头痛，口苦口渴，气短，口唇及牙龈糜烂，舌苔薄色黄。治以养阴清热，方选甘露饮加味。处方：

生地黄 10.5g，熟地黄 10.5g，天冬 10.5g，麦冬 10.5g，枇杷叶 10.5g，枳实 10.5g，茵陈 10.5g，黄芩 10.5g，生甘草 10.5g，石斛 10.5g，金银花 17.5g，连翘 17.5g。

四诊：服上方 3 剂后诸症消失，大便化验正常，痊愈出院。

【按语】痢疾是以痢下赤白脓血，腹痛，里急后重为临床特征，主要为外感时邪疫毒、内伤饮食不洁等原因导致，夏秋季节多发。在痢疾的治疗方面，一般多以白头翁汤、葛根芩连汤之类。米老根据患者临床表现辨证属半夏泻心汤证，与其他治痢之法不同，此以温化寒湿、理气和中为治则，6 剂症消。三诊时，患者出现口唇及牙龈糜烂，舌苔薄色黄，乃久痢伤阴，病后呈现口腔糜烂，此乃脾阴不足的表现，应用甘露饮以清热养阴，3 剂后诸症消失，大便化验正常。此即"勿以病名所惑"之意。

38. 痢疾案（细菌性痢疾）

王某，男，30 岁，工人。

以发热恶寒，手足厥冷，腹痛下坠，里急后重，便下脓血入院。入院后诊为"细菌性痢疾",请米老会诊,症状同上,舌淡苔白,脉沉细微,应用温经散寒、养血通脉之当归四逆汤 3 剂而愈。处方:

当归 10.5g,桂枝 10.5g,白芍 10.5g,细辛 10.5g,炙甘草 7g,木通 10.5g,大枣 5 枚。

【按语】 痢疾的发生与诸多因素相关,其病位在肠,寒湿、湿热、疫毒等邪壅滞于肠,气、血相互搏结,肠道传导失司,气血凝滞,腐败成脓而发。中医治痢,必先察其病因,诊其或为外感,或由内伤,或系传染,或是诱因,或为误治;辨病施治,或汗,或下,或温,或解,酌情施方,治此而能顾彼,表里兼治,扶正祛邪。观《伤寒杂病论》,治痢之法范广精妙,如痢初起,属外感性者,用桂枝葛根之剂,鼓邪外出;有疫性传染者,用黄连茯苓地黄知母汤、黄连阿胶汤,清热解毒;阴寒性者,用桃花汤、赤石脂禹余粮汤,温寒固脱;热痢虚极者,以白头翁加甘草阿胶汤,补虚润燥;冷热久痢吐蛔者,用乌梅丸杀虫止痢;太阳与少阳合病,自下利者,用黄芩汤,清热益阴;大汗、下利而厥冷者,用四逆汤、理中汤等,救阴回阳;若噤口痢、休息痢,嗌干,喉塞痛,脉小沉涩者,宜大承气汤,泻阳养阴。以上此类治方,不胜枚举。米老用经方治疗痢疾案例重多,仅举当归四逆汤治疗痢疾案例,以证经方之效,反映米老沿袭仲景之学,运用经方之妙。

39. 泄泻案（慢性非特异性结肠炎）

吴某，女，32 岁，干部。

患慢性泄泻 3 年余，每日 3~4 次。曾作大便培养、乙状结肠镜检，诊为"慢性非特异性结肠炎"。曾先后经中西医治疗无效。现症：腹泻每日 3~4 次，便前腹隐作痛，便内混有黏液，无味，纳少，神疲，头晕，舌质淡苔薄白，脉沉细弦。中医诊断：泄泻，脾虚肝郁证。治以疏肝健脾。方用柴芍六君子汤加味。处方：

柴胡 14g，杭芍 21g，党参 17.5g，姜半夏 10.5g，白术 10.5g，茯苓 14g，陈皮 10.5g，甘草 10.5g，砂仁 10.5g（后下），焦麦芽 10.5g，焦山楂 10.5g，焦神曲 10.5g，生姜 10.5g，大枣 2 枚。每日 1 剂，服 14 剂。

二诊：腹泻每日 1~2 次，腹痛消失，舌质淡苔薄白，脉沉弦。继用上方 14 剂。

三诊：诸症消失，大便成形，每日 1 次。随访 5 年，未见复发。

【按语】泄泻是以大便次数增多，粪质稀薄，甚至泻出如水样便为临床特征的一种病证。张景岳有云："泄泻之本，无不由于脾胃。"本例患者为生活调节失宜，脾胃虚弱而引起之泄泻。脾主升，主运化，赖阳气而内充，阳气不足，则升运功能受碍而致泄泻。饮食的受纳腐熟及水谷精微的运化吸收不仅依靠脾胃功能的正常运化，亦与肝之疏泄不可分割,《素问·经脉别论》云:"食气入胃,散精于肝。"指出脾胃气机升降协调,离不开肝木疏泄之气的资助,同时肝脏之精气的储藏,又与脾胃的运化和转输不可缺少。"土得木而达",脾虚不能抑肝则现肝气乘脾,故方用健脾益气之药为主以培其本,重用柴胡、杭芍疏肝以健脾。

40. 腹痛案(慢性结肠炎)

杨某,女,34 岁,工人。

初诊(1992 年 9 月 26 日):腹胀,乏力,左下腹疼痛 5 年余。曾住院检查为"浅表性胃炎""慢性结肠炎"。经治疗未见好转,体重由 80kg 降至 65kg。现症:腹胀,左下腹疼,头晕,心慌,腰酸痛,手足发凉,舌质淡,苔薄白,脉弦缓。降结肠区压痛。中医诊断:腹痛,脾虚腹胀证。治宜健脾养胃,行气止痛。方用香砂六君子汤加厚朴。处方:

党参 17.5g、姜半夏 10.5g、白术 10.5g、茯苓 14g、陈皮 10.5g、甘草 10.5g、广木香 3.5g、砂仁 7g(后下)、生姜 10.5g、大枣 2 枚、厚朴 10.5g。每日 1 剂,连服 6 剂。

二诊(1992 年 10 月 6 日):腹胀,左下腹痛,腰酸困消失,舌质淡苔薄白,脉细缓,改用补中益气汤加桂枝。处方:

黄芪 35g、当归 10.5g、党参 17.5g、白术 10.5g、升麻 7g、柴胡 7g、陈皮 10.5g、茯苓 14g、甘草 10.5g、生姜 10.5g、大枣 2 枚、桂枝 10.5g。每日 1 剂,连服 10 剂。

三诊（1992年10月17日）：诸症消失，舌苔薄白，脉缓。随访半年，未见复发。

【按语】本例腹痛以胀痛为主，结合脉证为脾虚气滞证。香砂六君子汤出自《医方集解》，为健脾理气和胃之良方。全方以四君子汤化裁而来，方义如吴谦《医宗金鉴·删补名医方论》所注柯韵伯阐发之论述较详。本例乃脾虚胃弱，无力推动，不通则痛所致，故用香砂六君子汤加厚朴消胀止痛。因久病脾虚，化源不足，气虚不能通达四肢而致四肢发凉；心主血，血虚不能养心，则心慌、头晕。故继用补中益气汤加桂枝益气温经通阳而获效。此为攻补兼施之治法。

41. 眩晕案（颈椎病）

屈某，男，36岁，干部。

初诊（1987年1月27日）：患颈椎病3年，服药未见好转，反复发作加重。现症：头晕眼花，腰痛乏力，自汗，面潮红，耳鸣，项强，左下肢沉重，舌质淡，苔白，脉沉细。诊断：眩晕证。治宜滋补肝肾，益气活血。处方：

①桂枝加葛根汤。

桂枝10.5g，葛根28g，杭芍21g，生姜10.5g，大枣4枚，炙甘草10.5g。每日1剂，服14剂。

②金匮肾气丸。每服10g，每日2次，早晚温开水送服。

二诊（1987年2月16日）：服药后诸症消失。舌质淡，苔白，脉缓。继用金匮肾气丸调理。

【按语】 项强、肢体沉重、自汗，乃仲景《伤寒论》之"太阳病，项背强几几，反汗出恶风者，桂枝加葛根汤主之"条文主症，经言机体营卫不和，太阳经腧不利，津液输布失常，筋脉失于濡养为病。在本病诊疗过程中，患者头晕、自汗、项强、肢体沉重乃经络痹阻，气血输经不利，营卫失和，故以桂枝汤调和营卫，增助太阳经气化；葛根生津润燥，引达经络之气，调和多血多气之阳明经与扶正御外之太阳经，两经协调，病症自愈。患者病程日久，久病及肾，配合服用金匮肾气丸以补益下焦元阴元阳之脏，从而达到通达上下之目的。

42. 眩晕案（脑动脉硬化）

党某，男，71岁，干部。

初诊（1986年9月26日）：头晕，便秘10余年。曾住西安交通大学第二附属医院诊为"脑动脉硬化"，服药无效，日渐加重。现症：头晕白天发作，发作时不能动，目花耳鸣，畏寒，冬天明显，食欲不振，四肢乏困，失眠，易怒，便秘，口干。查体见精神抑郁，形体消瘦，舌体胖，质淡，苔厚腻，脉弦滑有力。中医诊断：眩晕，肝脾阴血不足证。治以滋补阴液，补养气血，安神健脾。处方：

①归脾汤加川芎。

炙黄芪 35g，当归 17.5g，党参 17.5g，白术 10.5g，茯苓 14g，远志 10.5g，龙眼肉 10.5g，酸枣仁 21g，广木香 3.5g，川芎 10.5g，炙甘草 10.5g。每日 1 剂，连服 14 剂。配服麻仁丸，每服 1 丸，每日 2 次。

②金匮肾气丸。每服 10g，每日 2 次，连服 3 个月。

二诊（1986 年 10 月 12 日）：服药后诸症大减，仍头晕失眠，纳差，便秘。舌质淡，苔薄白，脉弦细。继用上方 10 剂。

三诊（1986 年 10 月 23 日）：上述症状消失，舌淡苔白，脉缓。随访半年，未见复发。

【按语】本例患者主症为头晕，失眠，纳差，便秘。《素问·病机十九条》云："诸风掉眩，皆属于肝。"本例患者年老体虚，久患头晕，头晕乃肝阴不足、肝阳上亢之症；失眠乃脾虚化源不足，血不养心，心神难安之故；纳差乃思虑过多伤脾，脾失健运而致；便秘乃中气不足，脾阴不足，脾不能为胃行其津液所致；患者形体消瘦，神气抑郁，乃正气亏损，水谷精微不足之症，本质为虚，舌脉辨析为体虚邪聚之象。纵观全局，舍脉从证，治疗以补益心脾之虚损，方用归脾汤配服麻仁丸，安神健脾，润肠通便。方中加大当归用量，可达活血补虚、润肠通便之功效。川芎辛香温燥，走而不守，上行可达颠顶，下行可达血海。古人言"川芎乃血中之气药"，故谓此义。本例患者易白天发病，且重，此因白天阳气盛，而人体阳气亦盛所致，两阳相劫也，即中医所谓人与自然之关系。故依此法治之，补益气血、协调肝脾、阳中求阴、阴阳互补，目眩止，其神乃平。

43. 眩晕案（梅尼埃病）

任某，女，37 岁，干部。

初诊（1986 年 9 月 27 日）：患眩晕，每 2~3 日发作 1 次，伴恶心、呕吐 1 年。曾诊断为"梅尼埃病"，经治未有好转。现症：心慌，纳差，头晕，失眠，手足心发热，月经不调，舌质淡，体胖，苔色白，脉虚细。中医诊断：眩晕。治宜疏肝和胃，清热降浊。方用柴胡温胆汤加味。处方：

柴胡 14g，姜半夏 10.5g，黄芩 10.5g，陈皮 10.5g，茯苓 14g，竹茹 10.5g，党参 10.5g，生姜 10.5g，大枣 2 枚，枳实 10.5g，天麻 10.5g，炙甘草 10.5g。每日 1 剂，连服 7 剂。

二诊（1986 年 10 月 5 日）：服药后较前好转，头晕，手足心发热减轻，纳差，失眠消失，舌质淡，苔白，脉弦细。系中气不足，改用补中益气汤加天麻。处方：

炙黄芪 35g，当归 10.5g，党参 10.5g，陈皮 10.5g，白术 10.5g，升麻 7g，柴胡 7g，茯苓 14g，生姜 10.5g，大枣 2 枚，炙甘草 10.5g，天麻 10.5g。每日 1 剂，服 10 剂。

三诊（1986 年 10 月 16 日）：诸症消失，脉舌正常。

【按语】眩晕病可由虚证、痰证、火证所致，其临床表现各不相同。本例眩晕，始现肝胃不和，痰浊阻滞，方用柴胡温胆汤加天麻舒肝和胃，清热降浊，7 剂症减。后乃中气不足，改服补中益气汤加天麻 10 剂而愈。此即本虚标实，运用先治其标，后治其本之法而获痊愈。

44. 眩晕案（链霉素中毒）

王某，女，40 岁。

初诊（1975 年 3 月）：患者因患淋巴结炎注射链霉素 18g 后始现头晕，耳鸣，手麻 7 日。现觉头晕，耳鸣，耳聋，手麻，纳呆，多梦，唇麻，舌淡苔薄白，脉虚细。中医诊断：眩晕，气虚证。治宜益气健脾。方用补中益气汤加天麻、菊花。处方：

黄芪 35g，当归 10.5g，党参 17.5g，白术 10.5g，茯苓 10.5g，升麻 7g，柴胡 7g，炙甘草 10.5g，陈皮 10.5g，天麻 14g，菊花 14g。每日 1 剂，服 14 剂。

二诊：手、唇发麻消失，耳聋耳鸣减轻，舌淡苔薄白，脉沉细。继用上方 14 剂，配服六味地黄丸。每服 10g，每日 2 次。

三诊：诸症消失，仍耳聋，舌淡苔薄白，脉沉细。改用麦味地黄汤加灵磁石。处方：

熟地黄 28g，山药 14g，麦冬 10g，五味子 10.5g，山萸肉 14g，牡丹皮 10.5g，茯苓 10.5g，泽泻 10.5g，灵磁石 35g（先煎）。服 4 剂，水煎服。

服上药症状明显好转。现舌淡苔薄白，脉细。效不更方，继用上方 4 剂，研细末加蜜为丸，每服 10g，每日 2 次，早晚淡盐水送服，服 3 个月。3 个月后随访。

四诊：服药 2 个月后，听觉恢复正常。

【按语】本例眩晕为正气虚，气血生化不足所致。因血不养筋故手麻，脑窍失养，故见头晕耳鸣，给予补中益气汤以补益脾气；因"诸风掉眩，皆属于肝"，故加入养肝平肝之天麻、菊花；因肾气开窍于耳，肾精足则耳能闻五音，故配服六味地黄丸以滋阴补肾。《黄帝内经》云："精脱则耳聋。"又投以麦味地黄汤加灵磁石，以达益阴养肾，耳聪目明之功效。

45. 视瞻昏渺案（病毒性角膜炎）

马某，女，28 岁，工人。

初诊（1986 年 9 月 26 日）：患病毒性角膜炎 10 年，加重 2 年。现症见视力模糊，见光流泪，每遇感冒、生气加重。口干，腰困痛，手足心发热，心烦易怒，畏寒。舌红苔黄，左手无脉，右脉沉细。中医诊断：视瞻昏渺，肝肾阴精不足证。治宜补益肝肾。予杞菊地黄丸，每服 10g，每日 2 次，早晚温水送服，连服 1 年。

二诊（1987 年 10 月 11 日）：诸症消失。

【按语】"肝乃藏血之脏"，足厥阴肝经维目系，目受血而能视，久视伤血，肝血不足，子病犯母，日久肾精亏耗，肝肾阴精不足，更致视物模糊、流泪之症。"肝体阴而用阳"，阴血亏虚则肝阳上亢，五志过极，故有情志波动或遇外感之邪加重。阴虚津液不足，则口干；"腰为肾之外府"，肾精亏虚，则腰部有困痛感；阴虚则内热，虚热内扰，邪热留伏阴分，则手足心发热，心烦易怒。治疗以补益肝肾阴精为要，处以杞菊地黄丸治之则效显，此乃补中寓清。另守方长服是关键。

46. 瘿病案（甲状腺功能亢进症）

薛某，女，53岁，干部。

初诊（1987年2月16日）：因行甲亢手术失败，20年来症状经常发作，常年使用甲巯咪唑控制。现症：心慌，气短，出汗，心烦，睡眠差，易饥饿，口干，便溏，每日3次，手足心发热，月经不调，色黑，有血块。舌质淡苔薄白，脉弦数。中医诊断：瘿病。辨证属肝气郁结，气阴两虚证。治法宜舒肝解郁，益气养阴。处方：

①丹栀逍遥散加味。

牡丹皮10.5g，焦栀子10.5g，当归10.5g，杭芍10.5g，柴胡7g，黄芩10.5g，茯苓10.5g，陈皮10.5g，薄荷3.5g（后下），炙甘草10.5g，白术10.5g，郁金14g，制香附14g。每日1剂，服14剂。

②舒肝丸。每服10g，每日2次，早晚送服。

二诊（1987年3月2日）：药后症减，舌淡苔薄白，脉弦。继服上方 14 剂。

三诊（1987 年 3 月 17 日）：诸症消失。舌淡苔薄白，脉弦。改用逍遥丸调理。

【按语】瘿病，又称为瘿、瘿气、瘿瘤、瘿囊等，是由于情志内伤，饮食及水土失宜等因素引起的，以颈前喉结两旁结块肿大为主要临床特征，基本病机为气滞、痰凝、血瘀。该患者 20 年来症状经常发作，长期心烦失眠，七情内郁，郁久化热而为瘿病，加之术后气阴耗损，导致肝气郁结，气阴两虚，米老在治疗此类疾病时善用丹栀逍遥散。牡丹皮、焦栀子以清热凉血，逍遥散以疏肝解郁，同时加用制香附、郁金以行气化郁。全方治疗紧扣"郁"字，治疗获效在于紧抓病理。

47. 瘿瘤案（甲状腺瘤）

于某，女，48 岁，干部。

患甲状腺瘤 2 年。现症头晕，胸闷，气短，五心烦热，易怒。左侧甲状腺可触及一包块，舌质淡苔薄黄，脉弦细。中医诊断：瘿瘤病，肝郁气滞证。方用丹栀逍遥散加煨穿山甲、王不留行、香附、郁金。处方：

牡丹皮 10.5g，焦栀子 10.5g，当归 10.5g，杭芍 14g，柴胡 10.5g，茯苓 14g，白术 10.5g，煨姜 3.5g，薄荷 3.5g（后下），黄芩 10.5g，香附 14g，郁金 14g，王不留行 35g，煨穿山甲 35g。每日 1 剂，连服 6 剂。

二诊：服药后诸症消失，肿块仍在，舌淡苔薄白，脉弦。继服上方 30 剂。

三诊：肿块明显缩小，无不适，脉弦，舌淡苔薄白。继用上方 30 剂。

四诊：肿块消失，复查甲状腺未见异常包块，改服逍遥丸善后。

【按语】本例患者乃肝气郁结，气郁化火，炼液为痰，痰气交阻于颈前而发，《寿世保元·瘿瘤》云："夫瘿瘤者，多因气血所伤，而作斯疾也，大抵人之气血，循环无滞，瘿瘤之患，如调摄失宜，血凝结皮肉之中，忽然肿起，状如梅子，久则滋长……"在治疗瘿瘤时应紧扣病机，运用丹栀逍遥散以养血健脾，疏肝清热。王不留行、穿山甲皆归肝经，活血通络散结作用强，同时加入理气解郁之香附、郁金。全方共奏行气疏肝解郁散结之效，正所谓"善治痰者，不治痰而治气，气顺则一身之津液亦随气而顺矣"。该病例另一取效特点在于效不更方。

48. 中风脱证案（脑血管意外）

楚某，男，52 岁，农民。

突然口眼㖞斜，右侧肢体瘫痪，神志昏迷，二便失禁，答不应声，脉沉细微。中医诊断：中风病，脱证。治宜回阳固脱，息风活血。方用三生饮加味，1 剂。处方：

生乌头 10.5g，生附子 10.5g，生南星 10.5g，人参

17.5g，广木香 7g。

煎服法：加水 300mL，急煎出 150mL，煎 2 次，共 300mL，8 小时以内服完。

二诊：服药后症状减轻，神志清楚，唯肢体瘫痪，口眼㖞斜，舌苔白腻，脉弦细滑。改用小续命汤，每日 1 剂，连服 3 剂。处方：

麻黄 10.5g，防己 10.5g，人参 10.5g，黄芩 10.5g，桂心 10.5g，甘草 10.5g，芍药 10.5g，川芎 10.5g，杏仁 10.5g，附子 10.5g（先煎），防风 10.5g，生姜 10.5g。

三诊：诸症恢复正常，可自行外出旅游。

【按语】中风分为闭证与脱证，闭证、脱证临床难以截然分开，有以脱证为主，兼见闭证，而"脉乃血派，气血之先，血之隧道，气息应焉"，故当以脉为辨证依据。本例患者脉沉细微，当为中风脱证，系中医急证。三生饮虽可治卒中风，昏不知人，口眼㖞斜，半身不遂等，但因生乌头、生附子、生南星皆有毒性，一般医者用之甚慎，米老大胆使用，疗效显著，可谓有胆有识。方中乌头、附子燥热，行经逐寒；南星辛热，除痰散风；重用人参以扶元气，少佐木香以行逆气。1 剂症状减轻，脉弦细滑，唯肢体瘫痪，口眼㖞斜，改用小续命汤以祛风活血益气，3 剂诸症而愈。从本案可知，古人云有毒性之药，中医并非禁忌，只要辨证精确，运用恰当，定能收到良好的效果。

49. 吐血便血案（溃疡病合并消化道出血）

王某，男，19 岁。

反酸、胃痛 6 年，头晕、乏力、黑便 4 天。于 1959 年 11 月 24 日收住院。入院后诊为"溃疡合并出血"，经多次输血和止血针药等治疗，病情反逐渐加重，特邀米老诊治。症见精神萎靡，面色苍白，全身乏力，食欲不振，口臭，腹痛腹胀，恶心欲呕。昨日吐血 200mL，大便色黑呈柏油样。舌质淡，苔黄腻，脉细弱数。血压 100/60mmHg，红细胞 $2.56×10^{12}$/L，大便隐血试验阳性。中医诊断：呕血，便血。辨证属脾虚湿盛，胃络损伤证。治宜健脾化湿，凉血止血。方用黄土汤加减。处方：

灶心土 28g，白术 10.5g，炒黄芩 10.5g，生地黄 28g，杭芍 14g，牡丹皮 14g，阿胶 10.5g（烊化兑入），炙甘草 10.5g，地榆炭 10.5g。

服药 2 剂后，症状好转，无吐血便血，大便稀，色黄，无恶心呕吐、头晕、腹痛，有饥饿感，舌淡，苔白腻略黄，脉细弱。血压 100/76mmHg。继服上方 5 剂。

药后精神明显好转，多食后腹部不适，大便每日 1~2 次，呈棕色，苔白腻，脉沉细。继用上方加血余炭 14g，附子 3.5g。

服上方药 3 剂后，大便成形，每日 1 次，色黄，舌脉如前。继用上方药 2 剂，以巩固疗效。

药后大便正常，昨日食后腹胀，腹部隐隐作痛，咽干，苔白，脉细。血压正常，红细胞 $3.80×10^{12}$/L，大便隐血试验阴性。证为脾胃虚弱，气津不足。方以六君子汤加味。处方：

党参 10.5g，白术 10.5g，姜半夏 10.5g，茯苓 10.5g，陈皮 10.5g，炙甘草 10.5g，麦冬 10.5g，五味子 7g。

服上方药 6 剂后，症状消失，痊愈出院。

【按语】便血有远血、近血之分。本例为远血，始用黄土汤去附子，加牡丹皮、杭芍、地榆炭以凉血止血。待三诊时上方加用附子、血余炭以温摄止血。用药妙在附子用量仅 3.5g，若过量大热则失其温摄，反而加重出血。五诊时出血已痊愈，改用六君子汤加味，以健脾养胃，补益气血。符合陈修园所说"血之道，化中焦"之血液生成机理。

50. 风疹案（荨麻疹）

王某，女，20 岁，干部。

突发皮肤瘙痒，头晕目眩，纳差，胸闷，便秘。舌红，苔薄黄腻，脉弦滑细。中医诊断：风疹，肝胃不和血虚证。治宜疏肝和胃，补血祛风，方用柴胡四物汤加蝉蜕、地肤子，配服麻仁丸。处方：

柴胡 10.5g，姜半夏 10.5g，党参 10.5g，黄芩 5.6g，生地黄 10.5g，当归 10.5g，川芎 10.5g，赤芍 10.5g，蝉蜕 10.5g，地肤子 10.5g，生姜 10.5g。

每日 1 剂，连服 6 剂。麻仁丸每服 10g，每日 2 次。

二诊：诸症消失。随访 1 年，未见复发。

【按语】荨麻疹俗称风疹块，是由于皮肤、黏膜小血管扩张及渗透性增加而出现的一种局限性水肿反应，通常在 2~24 小时内消退，但反复发生新的皮疹，病程迁延数日至数月。中医认为本病乃风邪为患，"风性善行而数变"，游走不定，故本病易反复发作，病程迁延。

本例患者突发皮肤瘙痒，为风邪致病；头晕目眩、纳差、胸闷、便秘，清阳不升，浊阴不降，气机逆乱，木失条达，横逆冲犯中焦，中焦脾胃不和，气血生化乏源，血虚风燥，则发为本病。"治风先治血，血行风自灭"，故用柴胡四物汤疏肝和胃，补血活血，加入蝉蜕、地肤子祛风止痒，同时配服麻仁丸以润肠通便。方证相符，效若桴鼓。

51. 紫斑案（血小板减少性紫癜）

刘某，男，12 岁。

初诊（1990 年 3 月 19 日）：患者头晕，乏力，纳差，五心烦热，便秘，下肢有出血性紫斑，舌红，苔薄略黄，脉细数。中医诊断：紫斑。辨证属肝肾阴虚兼血瘀证。治宜滋补肝肾，活血化瘀。处方：

①滋肾清肝饮。

生地黄 28g，山药 14g，山萸肉 14g，牡丹皮 10.5g，茯苓 14g，泽泻 10.5g，焦栀子 10.5g，黄芩 10.5g，当归

10.5g，柴胡 10.5g，杭芍 10.5g。

②大黄䗪虫丸。每服 1 粒，每日 3 次，早晚送服。

二诊（1990 年 3 月 26 日）：头晕，五心烦热，便秘明显减轻，舌淡苔色白，脉细缓。辨证为脾肾两虚，治以滋肾健脾。方用金水六君煎加枳实，6 剂。处方：

姜半夏 7g，白术 7g，茯苓 7g，陈皮 7g，炙甘草 7g，当归 10.5g，生姜 10.5g，枳实 3.5g，熟地黄 35g。

三诊（1990 年 4 月 10 日）：诸症消失，脉象、舌象正常，改用六君子汤善后。

【按语】本例患者系肾水不足，水不涵木，肝失濡养肝肾两虚所致。症见脉数乃阳亢之象，即阳逼汗出则脉数，阴逼汗出则脉迟。方中六味地黄汤滋水涵木，焦栀子、黄芩、柴胡、当归、杭芍育阴潜阳，预防出血之象；症见瘀斑、便秘乃血流不畅，故配服缓中补虚，祛瘀生新之大黄䗪虫丸而获效。

52. 紫斑案（毛细血管扩张症）

邢某，女，成人，汉族，干部。

全身出现紫斑，呈对称性反复发作 10 余年。曾在外院诊为"血小板减少性紫斑"，治疗未见好转。3 年前始现骨骼痛，头痛，呕血，便血（约 200mL），当时在西医院诊为"毛细血管扩张症"，经治疗出血止。现胸骨时发疼痛，喜饮热水，上腹部隐痛，拒按，出汗，畏寒，月经提前，经期 10 天，血块多，经量少，白带多，与天气变化有关，对某些食物有过敏史（具体不详），下肢有出血点及毛细血管曲张。舌质红，舌乳头大，苔薄腻，脉缓。脉证合参，米老诊为先天不足，络脉溢血证。治宜健脾益气，调胃补血，方用归芍六君子汤加桂枝、香附、延胡索。处方：

当归 14g，杭芍 14g，党参 17.5g，姜半夏 10.5g，白术 10.5g，茯苓 14g，陈皮 10.5g，炙甘草 10.5g，生姜 10.5g，大枣 2 枚，香附 14g，延胡索 14g，桂枝 10.5g。

每日 1 剂，连服 14 剂。

二诊：诸症消失，随访 3 年，未发。

【按语】毛细血管扩张症俗称血红丝，多发于女性，是一种发生在面部或躯干部位的皮肤损害，而遗传性出血性毛细血管扩张，是以皮肤、黏膜及内脏的毛细血管和微静脉扩张伴出血为特点。中医认为该病主要是因先天禀赋不足，或情志不遂，或劳倦内伤，或大病久病，造成正气亏虚复感外邪所致。本例患者反复发病 10 余年，久病致脾胃气虚，气为血之帅，血为气之母，气虚不能统血而致络脉溢血，每遇天气变化病情复发，结合患者外感寒邪，虚寒症状明显，故在归芍六君子汤补益气血的基础上，加用桂枝温中通阳，引火归原而愈，此乃用药之妙。

53. 虚劳案（昏厥待查）

赵某，男，47 岁，干部。

初诊（1986 年 9 月 27 日）：昏厥反复发作 20 余年，每遇劳累或情绪紧张复发。曾住院反复检查，未发现异常。现症：头晕耳鸣，纳差，口干口苦，胸闷便溏，腰痛尿频，手心发热，自汗，心烦，失眠，舌质淡，苔白厚，脉弦滑。中医诊断：虚劳病，心脾两虚证。治宜补益心脾，方用归脾汤：

黄芪 35g，当归 10.5g，党参 17.5g，白术 10.5g，茯苓 14g，酸枣仁 21g，远志 10.5g，广木香 3.5g，龙眼肉 10.5g，炙甘草 10.5g。每日 1 剂，服 30 剂。

二诊（1986 年 11 月 11 日）：服药后精神好转，诸症消失。舌淡苔色白，脉缓。

随访 1 年，再未发作。

【按语】本案患者病久迁延难愈，正气匮乏，表现为脾胃虚弱、水谷不化、气虚不固之机，乃《素问·阴阳别论》所言"二阳之病发心脾"，所患昏厥 20 余年，每遇劳累情绪紧张而复发，故治疗紧抓心脾两虚病机，处以归脾汤治之，则诸症自除。

54. 虚劳案（席汉综合征）

王某，女，35 岁，农民。

以周身乏力，闭经 4 年于 1959 年 5 月 12 日入院。4 年前因产后大出血，昏厥，遂致闭经，消瘦乏力，畏寒，阴毛脱落，恶心呕吐，经多方医治效果不著。孕 12 产 7，5 胎小产。入院查体：体温 35.5℃，血压 100/70mmHg，面色苍白，形体消瘦，头发稀少，乳房干瘪，右侧肩胛骨下缘有压痛。外阴检查：阴阜低，阴唇干瘪，阴毛全部脱落，下肢水肿（－）。经血常规、尿常规、粪常规、血糖、肝功能、肾功能、基础代谢测定等检查，西医诊为"席汉综合征"。用"丙酸睾丸酮"等治疗，效果不明显，转请米老会诊。症见头晕乏力，消瘦，纳差，畏寒，便秘，闭经，发稀疏脱落，白带多，舌质淡，苔薄白，脉弱。中医诊断：虚劳病，心脾两虚证。治宜补益心脾。方用归脾汤 12 剂。处方：

黄芪 35g，茯神 10.5g，当归 10.5g，党参 10.5g，远志 10.5g，酸枣仁 10.5g，木香 3.5g，白术 10.5g，龙眼肉 10.5g，生姜 10.5g，大枣 2 枚。

二诊：服上方后诸症减轻，舌脉同前，继服上方 12 剂。

三诊：诸症明显好转，全身毛发不再脱落，并有新发生出，精神好转，食纳增加。基础代谢检查各项指标回升到正常。患者要求出院，自行调养。继服归脾丸 3 个月。

【按语】席汉综合征是由于产后大出血，尤其是伴有长时间的失血性休克，垂体前叶组织缺氧、变性坏死，继而纤维化，最终导致垂体前叶功能减退的综合征，西医尚无特殊疗法，大多以激素替代治疗为主。中医无相应病名，可归属于虚劳范畴。本例患者症见乏力纳差、白带多等症，辨证当属心脾两虚证，乃气血双亏所致。因心主血，脾统血，脾为气血生化之源，发为血之余，应用归脾汤补养心脾，一方面使脾旺则气血生化有源，另一方面气血并补，神有所养。心脾之气健旺则精神好转，气血充足则毛发新生。本例用药特点是紧握主症，效不更方。

55. 虚劳案（自主神经功能紊乱）

贺某，女，64岁。

纳少乏力，骨蒸，潮热22年。经中西医治疗未见明显改善。现症：全身骨节蒸热，尤以各关节为著，遇外感加重，纳少，乏力，面色暗淡无华。舌淡苔薄白，脉沉细无力。中医诊断：虚劳病。辨证属气血双虚，脾胃气虚证。治宜健脾益气，补阴养血。方用归芍六君子加枳壳、香附。处方：

当归10.5g，杭芍10.5g，党参17.5g，姜半夏10.5g，白术10.5g，茯苓14g，陈皮10.5g，炙甘草10.5g，枳壳10.5g，制香附14g，生姜14g，大枣2枚。每日1剂，服7剂。

二诊：服药后食欲增加，精神好转，舌质淡，苔薄白，脉沉细。继服上方7剂。

三诊：骨蒸发热显著减轻，舌质淡，苔薄白，脉沉细。继服7剂。

四诊：诸症消失，面色润泽，精神充沛。舌淡，苔薄白，脉缓。

【按语】自主神经功能紊乱是一种因情志异常引起的非

器质性精神障碍性疾病，表现为一组症状群，该患者长期以纳少乏力、骨蒸、潮热等症为主，综合其表现可归为虚劳病范畴。一般认为骨蒸因阴虚内热而起，临床上常使用地黄汤一类。但分析此患者每遇外感加重，并伴有纳少、乏力等症，结合舌脉不难看出为气血双虚、脾胃气虚证，脾为生化之本，胃为气化之源，患者久病脾虚，脾胃气虚不能腐化水谷，生化失常致阴虚发热，因而米老在治疗上以六君子汤补脾胃之本，加柔肝养血之当归、白芍以助化源之力，使脾气转旺，气化之源转足而获效。

56. 消渴案（糖尿病）

赵某，女，23岁，工人。

以多饮，多食，多尿，逐渐消瘦2年于1959年6月8日入院。症见面色萎黄，形体消瘦，头晕，纳多，口渴引饮，尿多，每日10余次。舌质红，苔薄黄，脉沉数。查体：血压 118/78mmHg。化验检查血糖 26.81mmol/L，尿糖（+++），尿蛋白（±）。血常规：血红蛋白66g/L，红细胞 $2.8×10^{12}$/L。西医诊断：糖尿病。中医诊断：消渴病，肺肾阴虚证。治宜滋阴补肾，兼养肺胃之阴。方用六味地黄汤加肉桂、五味子。处方：

熟地黄28g，山药14g，山萸肉14g，牡丹皮10.5g，茯苓10.5g，泽泻10.5g，肉桂3.5g，五味子3.5g。服上方3剂，并控制饮食。

二诊：自觉饥饿感无以前明显，不欲饮水，尿量减少，约 2150mL。血糖 10.45mmol/L。脉舌同前，继服上方 6 剂。

三诊：自觉多饮、多食、多尿症状减轻，每日饮水量 900mL，尿量约 1500mL，尿糖（+++）。舌红，苔薄白，脉沉细。改用六味地黄汤加肉桂、五味子、天花粉，12 剂。处方：

熟地黄 28g，山药 14g，山萸肉 14g，牡丹皮 10.5g，茯苓 10.5g，泽泻 10.5g，肉桂 3.5g，五味子 7g，天花粉 35g。

五诊（四诊略）：尿量明显减少，每日约 5 次，约 1500mL，饮水量 1400mL，脉细，苔薄白。尿糖（++），血糖 13.88mmol/L。处方：

熟地黄 28g，川芎 10.5g，杭芍 10.5g，生石膏 28g（先煎），当归 10.5g，鲜竹叶 10.5g，党参 21g，麦冬 17.5g，生姜 10.5g，大枣 2 枚，甘草 7g。

六诊：口干不欲饮，尿量减少。舌淡，苔薄白，脉细，血糖 11.1mmol/L，尿糖（+++）。理中汤加天花粉。处方：

人参 10.5g，白术 10.5g，干姜 7g，炙甘草 10.5g，天花粉 35g。

七诊：诸症好转，舌质淡，苔薄白，脉沉。每日饮水量 1700mL，每日尿量 1100mL。方用六味地黄汤加肉桂、五味子，处方：

熟地黄 28g，山药 14g，山萸肉 14g，茯苓 10.5g，牡丹皮 10.5g，泽泻 10.5g，肉桂 3.5g，五味子 3.5g。

十三诊（八诊、九诊、十诊、十一诊、十二诊略）：服上方 21 剂后，仍乏困，手足心发热，饮水量 1200mL，尿量 2500mL，尿糖（+++）。继服上方，加服大黄䗪虫丸 1 丸，每日 2 次。

十七诊（十四诊、十五诊、十六诊略）：三多症状消失，自觉精神好转，化验检查尿糖（－），尿蛋白（－），血红蛋白 100g/L，红细胞 3.7×10^{12}/L。继服上方及大黄䗪虫丸，后出院。注意坚持服中药，并控制饮食。

【按语】消渴病分为上、中、下三消，以三多（多饮，多食，多尿）一少（身体消瘦）为特征，病机为燥热偏盛、阴津亏耗，病变以肾为主。肾为先天之本，藏精，主水，为阴之本，肾阴不足，水亏于下不能上济于肺胃而多饮、多食，肾虚开阖无度则多尿。本例患者肺肾阴虚，治疗以滋阴为主，并贯穿于本病治疗之始末，方用六味地黄汤加味。方中加入肉桂以引火归原。阴虚火旺易耗灼营血进而导致瘀血痹阻脉络，故配服大黄䗪虫丸活血祛瘀，以防变证。

57. 痹证案（类风湿性关节炎）

高某，女，50 岁，干部。

患高血压、类风湿、椎间盘脱出 10 年。现症头晕，乏力，胃脘胀，关节剧痛，舌质淡，苔白，脉沉细。中医诊断：痹证，气血双亏证。方用十全大补汤加干姜、白花蛇。处方：

黄芪 35g，当归 17.5g，熟地黄 35g，川芎 17.5g，党参 17.5g，白术 17.5g，杭芍 10.5g，茯苓 17.5g，甘草 10.5g，肉桂 17.5g，干姜 17.5g，大枣 5 枚，白花蛇 1 条。

上方 3 剂，共研极细末，加蜜炼为丸，每服 10g，每日 2 次，连服 3 个月。

二诊：服上方 1 个月后，关节剧痛明显减轻，2 个月后消失，3 个月后遇天气变化无不适。

【按语】患者中年女性，久患高血压、椎间盘脱出等病症，迁延日久，正气匮乏，脾胃后天之本无以化生气血精微，清阳不升则头晕、乏力；正气不足，气机升降失司，则胃脘胀满；久病气血不足，脉络痹阻，故关节剧痛明显。故治疗以补益气血、通络止痛为要，方选十全大补汤益气补血治其本，再配干姜温通经络，白花蛇通达关节，祛瘀通痹。因久病多瘀，故以丸剂缓图，用之而获良效。

58. 痿证案（重症肌无力）

李某，女，14 岁，学生。

初诊（1986 年 9 月 26 日）：患重症肌无力 1 年余，经服中西药未见好转。现症：四肢肌肉萎缩，右手无力举动，全身活动不便，眼睑下垂，头痛，纳差，腰背酸痛，言语不利，形体消瘦，舌质淡体胖，苔色白，脉虚细。中医诊断：痿证，肝脾气血两虚证。治宜健脾益气，补血养肝。处方：

①补中益气汤加牛膝、附子。

炙黄芪 35g，当归 10.5g，党参 17.5g，白术 35g，陈皮 10.5g，柴胡 7g，升麻 7g，炙甘草 35g，茯苓 14g，川牛膝 10.5g，附子 10.5g（先煎），生姜 10.5g，大枣 2 枚。

每日 1 剂，加水煎 2 次，共量 400mL。每日服 2 次，早晚各服 200mL，服 6 剂。

②健步虎潜丸。每服 10g，每日 2 次，早晚饭前温水送服。

二诊（1986 年 10 月 4 日）：头痛，纳差，四肢活动较前好转，舌淡苔色白，脉沉细。继服上方 14 剂。

三诊（1986 年 10 月 20 日）：诸症减轻，精神好转。舌质淡色白，脉沉细。继服上方 1 个月。

四诊（1986 年 11 月 11 日）：右手举动有力，活动灵便，四肢肌肉较前丰满，腰背痛消失，舌质淡，苔白厚，脉细缓。改用补中益气丸、健步虎潜丸连服半年。

五诊（1987 年 8 月 12 日）：四肢举动、活动基本正常，肌肉未见萎缩，余症消失。舌淡，苔白，脉细。继服上方 3 个月，以巩固疗效。

【按语】本例属中医痿证之范畴，主要因精血不足，不能濡养肌肉筋骨而成。因脾主肌肉四肢，为气血生化之源；肝主筋、藏血，故用补中益气汤，配服健步虎潜丸以健脾益气，滋养气血。方中通过加牛膝引药下行，加附子温肾而达健脾，紧抓以治脾为其核心，是本例获效之关键。

59. 上胞下垂案（上眼睑下垂）

徐某，男，50岁。

初诊（1986年9月26日）：患者因注射预防针（不详）后出现视力模糊，曾在外院诊为"上眼睑下垂"，经服中西药未见好转，病期已14年。现症：视力模糊，流泪，手心发热，易出汗，眼球直视，活动受限。舌淡苔白略厚，脉缓细。中医诊断：上胞下垂。辨证属脾气亏虚，肝血不足证。治宜健脾益气，补肝明目。方用补中益气汤加沙菀蒺藜。处方：

炙黄芪35g，当归10.5g，党参17.5g，白术10.5g，陈皮10.5g，升麻7g，柴胡7g，茯苓14g，炙甘草10.5g，生姜10.5g，大枣2枚，沙菀蒺藜14g。每日1剂，连服30剂。

二诊（1986年10月27日）：服药后出汗、手心发热、流泪消失，视力由0.6增至0.9，眼球活动较前灵活，舌质淡，苔白，脉缓。继用上方30剂。

三诊（1986年11月28日）：眼球活动较前好转，余症消失。患者工作、劳动、学习、生活一切正常，舌质淡，苔薄白，脉缓。继用原方30剂。

【按语】本例即上睑升举无力，失其正常位置而下垂，乃因外邪侵袭，久伤气血，气虚下陷所致。轻则视物困难，重则遮盖瞳神。西医分为先天性与后天性两大类。本例治以健脾益气，补肝明目，方用补中益气汤加味获效，关键在于"效不更方"。

60. 胃缓案（胃下垂）

高某，男，38岁，工人。

初诊（1986年9月26日）：纳呆，乏力，消瘦2年余。曾在外院诊为"胃下垂"。现症：纳呆，四肢乏力，形体消瘦，口干欲饮，胃胀，腰背酸困，畏寒，舌淡，苔色白，脉虚细。中医诊断：胃缓，中气下陷证。治宜健脾益气，方用补中益气汤加桂枝、枳实。处方：

炙黄芪35g，当归10.5g，党参17.5g，白术10.5g，陈皮10.5g，升麻7g，柴胡7g，茯苓14g，炙甘草10.5g，桂枝10.5g，枳实10.5g，生姜10.5g，大枣2枚。每日1剂，服7剂。

二诊（1987年10月6日）：服药后症状明显减轻。舌淡，苔色白，脉虚细。继用上方配制丸剂，每服10g，每日3次。连服3个月为一疗程。

三诊（1987年1月7日）：诸症消失。钡餐检查正常。

【按语】患者纳呆、乏力、胃胀不适，为脾胃虚弱、中气下陷所致。脾胃运化水谷精微，有升提、固脏之能，中气下陷，则脏腑下垂，气虚纳化失司，津液输布异常，故口干欲饮；气虚日久损阳，阳虚失温，则出现畏寒。本例治疗以补益中焦脾胃之气为主，方以调补脾胃、升阳益气之补中益气汤化裁而获效，使下陷之气得以提升，从而达到治疗目的。

61．震颤案（脑萎缩）

张某，男，46 岁，干部。

初诊（1986 年 8 月 26 日）：右手震颤无力 30 年。曾在市中心医院作 CT 等检查，诊为"轻度脑萎缩"。现症：右手震颤，多梦，头晕，纳差，畏寒，阳痿，易出汗。舌质淡，苔色白，脉虚细。中医诊断：震颤；阳痿。辨证属肝肾两虚证。治宜补养气血，调和营卫，滋补肝肾。处方：

①人参养荣汤。每日 1 剂，服 14 剂。

炙黄芪 35g，肉桂 10.5g，党参 17.5g，白术 10.5g，熟地黄 28g，当归 10.5g，杭芍 14g，炙甘草 10.5g，陈皮 10.5g，远志 10.5g，五味子 7g。

②金匮肾气丸。每服 10g，每日 2 次，早晚水送服。

二诊（1986 年 10 月 15 日）：服药后出汗、畏寒、纳差、头晕消失。舌质淡，苔白，脉沉细。继用上方 14 剂。

三诊（1986 年 10 月 30 日）：右手震颤好转，舌质淡，苔白，脉沉细。继用上方 14 剂。

四诊（1986 年 11 月 15 日）：右手震颤有时发作，舌质淡，苔薄白，脉沉细。继用上方 14 剂。

五诊（1986 年 11 月 30 日）：右手震颤偶发，写字、生活均可用右手，舌质淡，苔薄白，脉沉缓。改用人参养荣丸，每次 10g，每日 2 次，早晚温开水送服，连服 3 个月，配服金匮肾气丸调理。

【按语】本例患者右手震颤病史已久，且近日无外感风邪之患，当为病程日久损及肝肾，肝肾阴虚，肝风内动所致。《黄帝内经》病机十九条云"诸风掉眩，皆属于肝""肝主筋脉""肾主骨生髓"，肝肾阴精不足，筋骨失于濡养，则生颤动之症；精血亏耗，脑窍失养，心神不荣则头晕、纳差、多梦。治以补养气血，滋补肝肾。以人参养荣汤补养气血，配合金匮肾气丸补益肾气，使肝肾精血充盛，则内风息，颤动好转。

62. 不孕症案（不孕症）

王某，女，41岁，干部。

婚后10年不孕，经检查未发现异常。患者常心烦易怒，烦躁不安，头晕，口干，便秘，舌质红，苔黄，脉弦滑。证属肝郁血瘀。处方：

①大黄䗪虫丸。每服2丸，每日2次，服1个月。

②龙胆泻肝汤。每日1剂，服6剂。

龙胆草10.5g，栀子10.5g，生地黄28g，车前子17.5g（另包），泽泻17.5g，木通17.5g，甘草10.5g，柴胡7g，黄芩10.5g，当归10.5g。

二诊：服药后上述症状消失，3个月后患者来函感谢，已怀孕。

【按语】本例不孕症，为肝气郁结，疏泄失司，冲任不能相资而致。方用疏肝泻火之龙胆泻肝汤以调补冲任，以活血化瘀之大黄䗪虫丸祛瘀生新，故获显效。

63. 不孕症案（输卵管不通）

上官某，女，30岁，干部。

婚久不孕，经某医院检查为"输卵管不通"，求米老诊治。症见面色暗，四肢乏力，肌肤粗糙，月经后期，量少，色紫黑，有血块，经行腹痛。舌质暗，苔薄黄，脉弦涩。方用大黄䗪虫丸，每服2丸，每日2次，连服3个月。

二诊：诸症消失，已怀孕。

【按语】历代中医文献无输卵管阻塞病的明确记载。米老认为输卵管可归于中医胞脉范畴，而输卵管阻塞的形成主要是瘀血阻滞胞脉，脉络闭阻不通，致使两精不能相遇而致不孕。本例输卵管不通乃血瘀所致，方用大黄䗪虫丸活血化瘀，祛瘀生新，缓中补虚而愈。本案关键在于抓住"瘀"字进行施治。米老使用大黄䗪虫丸又治疗几位输卵管不通患者，皆治愈，反映了大黄䗪虫丸在临床广泛应用的研究价值。

64. 闭经案一（闭经）

王某，女，35岁，干部。

因受惊恐后月经中断11年，多方医治无效，特邀米老诊治。症见头痛，五心烦热，便秘，无白带，无性欲，舌红，苔黄，脉弦细而数。中医诊断：闭经，肝肾阴虚证。治宜滋肾清肝，方用滋肾清肝饮加藏红花。处方：

生地黄 28g，山药 14g，山萸肉 14g，牡丹皮 10.5g，茯苓 14g，泽泻 10.5g，当归 10.5，杭芍 10.5g，柴胡 10.5g，焦栀子 10.5g，黄芩 10.5g，藏红花 10.5g。每日 1 剂，连服 12 剂。

二诊：诸症消失，服药 6 剂后月经来潮。

【按语】本案闭经发病机理主要是肝肾阴虚致使冲任气血失调。肾藏精，为气血生化之源，肝藏血，为女子之先天，肝肾充盛，则能"任脉通，太冲脉盛，月事以时下"。惊恐伤肾，致月经不潮；忧思气结，气机闭阻，共同导致精亏血少，冲任不足，血海空虚，经血不行。证乃肝肾阴虚，方用滋肾清肝饮加红花，既补且通，此即"补中寓通"之意。

65. 闭经案二（闭经）

王某，女，26 岁，干部。

因情志所伤，经行中断 1 年。症见体形肥胖，胸胁痛胀，舌质暗，苔薄黄，脉弦细涩。中医诊断：闭经，气滞血瘀证。方用玉烛散加味，配合针灸。处方：

熟地黄 28g，当归 14g，川芎 14g，赤芍 14g，大黄 10.5g，芒硝 10.5g，玉竹 14g，桃仁 14g，红花 14g。每日 1 剂，6 剂。

针灸部位：三阴交、中极。隔日 1 次，6 次为一疗程。治疗 6 次后，月经来潮。

【按语】本例闭经乃气滞血瘀所致。气滞则血瘀，血瘀则气滞，冲任瘀阻，胞脉闭塞，经水阻隔不行而形成闭经。方用玉烛散加味，为四物汤加调胃承气汤组成。四物汤被誉为"妇科第一方"，"调理一切血证是其所长"。加入桃仁、红花，祛瘀生新；玉竹养阴除烦；大黄、芒硝配伍尤为微妙，能刺激肠道而引起子宫强收缩。再配合针刺三阴交、中极以疏肝理气，活血化瘀。经上治疗月经来潮，关键是行气活血。

66. 面瘫案（面神经麻痹）

肖某，男，76 岁，干部。

突现患侧口眼㖞斜，面肌瘫痪，语言不利，口角流涎，流泪 2 日。舌淡，苔薄白，脉浮紧。中医诊断：面瘫（中经络）。证属脉络空虚、风寒阻络。治宜祛风散寒，扶正通络。方用小续命汤配合针灸治疗。处方：

麻黄 10.5g，防己 7g，人参 10.5g，黄芩 7g，桂心 7g，生姜 7g，防风 10.5g，白芍 10.5g，甘草 7g，杏仁 10.5g，制附子 10.5g（先煎），川芎 10.5g。

每日 1 剂，服 6 剂。

针灸取穴：地仓，风池，四白，颊车，合谷，下关，听宫，太阳。隔日 1 次。

二诊：服上方 6 剂，配合针灸治疗。语言不利，口角流涎，流泪，口眼㖞斜症状较前好转，舌淡，苔薄白，脉浮细。继服上方。针药并用治疗。

三诊：服上方共 12 剂，配合针灸，诸症消失。外观正常。舌淡脉缓。

【按语】小续命汤为治疗面瘫常用方剂，系由麻黄汤、桂枝汤合方而化裁，风邪中人，首伤肌表，故用麻黄、杏仁疏表开闭，疏通经络而祛风邪外出；另以养血敛阴之白芍，且与桂枝配伍，可达调和营卫之功；《本草汇言》中记载川芎"味辛性阳，气善走窜而无阴凝黏滞之态，虽入血分，又能去一切风，调一切气"，不仅为"血中之气药"，更能"上行头目"，以川芎配白芍养血活血；附子温阳固本；生姜通经散寒；人参合甘草补中益气；防风祛周身之风；防己散风寒祛表湿；黄芩清热燥湿，并缓麻黄、桂枝、附子之辛燥。诸药配伍，共奏扶正祛邪，助阳散寒之功。

本案针刺穴治疗以局部穴位及手足阳明经穴为主，以达祛风通络，疏调经筋之效。《玉龙歌》言："口眼㖞斜最可嗟，地仓妙穴连颊车。"地仓、颊车不仅可疏调局部气血，且与四白均为足阳明经腧穴，可激发足阳明经经气，调理气血，以达扶正祛邪之功；下关、听宫均为局部取穴，可疏调局部气血；《四总穴歌》中记载"面口合谷收"，合谷为治疗面部疾患之经验效穴；风池为"风邪蓄积之所"，刺之可祛散风邪。"邪之所凑，其气必虚。"本例面瘫患者高龄，气血亏虚，风邪入络，气血痹阻，运行不畅，筋脉失养而致。治疗以辛温与益气共用，一可祛散风寒之邪，二可顾护阳气，标本兼治，气血兼顾，配合针刺，内外合治，共奏祛风散寒、扶正通络之功。但由内风所致中风者不宜使用或慎用。

67. 呃逆案（胃神经官能症）

陈某，女，50岁，干部。

患者呃声频发，心下痞硬，四肢困乏，反胃呕吐2个月余就诊。舌淡，苔薄白腻，脉弦虚。发病后经西医治疗无效。观其脉症，证属呃逆，此乃胃气虚弱，痰浊内阻所致，治宜益胃化痰，降逆止呃。方用旋覆代赭石汤。处方：

旋覆花10.5g，人参7g，代赭石10.5g，炙甘草7g，姜半夏10.5g，生姜10.5g，大枣2枚。每日1剂，服6剂。

二诊：服上方6剂后，呃声发作明显减少，其余症状皆减轻，舌淡，苔薄白略腻，脉细。效不更方，继服6剂。

三诊：服上方6剂后，呃声、反胃呕吐诸症消失。舌淡，苔薄白，脉缓。

【按语】本例呃逆乃脾胃气虚，痰浊中阻，胃气上逆所致。方中旋覆花下气化痰，降逆止呃，为君药。代赭石重坠降逆，镇肝胃之逆气；半夏祛痰散结，降逆和胃；生姜温胃化痰，散寒止呕，为助君之臣。人参、大枣、炙甘草甘温益气，健脾养胃，以复中虚气弱之本，俱为佐药。甘草调和药性，兼作使药。诸药相合，标本兼顾，共奏益气和胃，降逆化痰之功。

　　本方在《伤寒论》中用于伤寒发汗后误用吐、下之法，症见心下痞硬，噫气不除者。该方用于治疗西医胃神经官能症，如膈肌痉挛、慢性胃炎、胃扩张、胃及十二指肠溃疡、幽门不全梗阻、热病后期出现呃逆症状皆见效果，但临证一定要注意久病呃逆与新病呃逆的鉴别。

68. 咳嗽案（急性支气管炎）

　　徐某，男，57岁，干部。

　　因发热、咳吐黄痰，胸闷气喘1周，经中西医治疗症状未减，日渐加重，请米老诊治。米老观其脉症，辨证属风温伤肺，邪郁化热，肺失宣降。治宜宣肺平喘，清热化痰，降气通腑。方用麻杏石甘汤加味。处方：

　　麻黄14g，杏仁10.5g，生石膏35g（先煎），葶苈子10.5g，胆南星7g，甘草10.5g，厚朴10.5g。每日1剂，服3剂而愈。

　　【按语】本例咳嗽，为外感风温之邪，日久邪郁化热，阻碍肺脏宣发清肃功能，故现发热、咳吐黄痰、胸闷气喘诸症。方用解表宣肺，清热化痰，降气通腑之麻杏石甘汤加味，石膏倍于麻黄，重在清宣肺热，临床应用以发热、喘咳、苔薄黄、脉数为辨证要点。《伤寒论》原用本方治疗太阳病，发汗未愈，风寒入里化热，"汗出而喘"者。后世风寒化热，或风热犯肺，以及内热外寒，但见邪热壅肺之身热喘咳、口渴脉数，无论有汗、无汗，皆可以本方加减而获效。加用葶苈子降气化痰，胆南星清热化痰，厚朴以消痰涎而平喘咳。方中麻黄与石膏一散一清，葶苈子与胆南星一降一清，以达气清则痰消，表里同治。3 剂而愈。后米老又用此方治一女性咳嗽患者，2 剂而愈。

69. 风疹案（过敏性荨麻疹）

曹某，男，60 岁，干部。

突发全身瘙痒，继而出现片状肿块，瘙痒难忍，西医诊为"荨麻疹"，服药无效，求治于米老。诊时舌淡苔白厚腻，脉弦滑。中医诊断：风疹。辨证属湿邪内阻，肺失宣降。治以宣肺利湿，予麻黄加术汤。处方：

麻黄 10.5g，桂枝 7g，杏仁 7g，甘草 7g，白术 18g。每日 1 剂，服 6 剂愈。

【按语】本例血风疹经辨病为过敏性荨麻疹，发病急，瘙痒难忍，舌淡，苔白厚腻，脉弦滑。综观本病实属外感湿邪，湿邪内阻，邪遏于肺，肺气失宣所致。方中麻黄性猛，功可发越肌表之寒湿，开腠理，发表出汗；桂枝温通经脉，行气血；杏仁降肺气又兼宣肺之功，与麻黄作用相类，皆可行在表之水湿。甘草调和诸药，使表闭得开，水湿外散，营卫周流，故痒可止。加白术可制约麻黄汤的发汗作用，同时还有《黄帝内经》"以苦燥湿"之意，与微汗共达祛湿之功。既适于寒湿，又是湿病解表"微微汗出"

的最佳配伍。《神农本草经》言白术可止汗缘于白术可利湿。麻黄汤虽为强有力的发汗药，加入白术后，湿从下走，因此减弱了原有麻黄汤的发汗作用，增加了健脾利湿的作用。里湿从小便而去可使发汗之力缓而持久，既达到了通利小便而除里湿的目的，又避免了因一过性汗出而导致的表湿不能彻底祛除。正如喻嘉言所言："麻黄得术，则虽发汗不至多汗，术得麻黄，并可行表里之湿，下趋水道，又两相维持也。"故 6 剂痊愈。此例特点在于麻黄加白术之妙。

70. 头痛案（神经性头痛）

陈某，男，58 岁，干部。

反复头痛，呕吐涎沫不止，胃脘隐痛 1 年余，经西医治疗无效，考虑为"脑瘤"。米老观其脉症，辨证属厥阴头痛，治宜温中补虚，降逆止呕。方用吴茱萸汤。处方：

吴茱萸 10.5g，人参 7g，生姜 14g，大枣 2 枚。每日 1 剂。

3 剂症减，6 剂而愈。

【按语】本例头痛乃胃气虚寒，气逆不降，阴寒上犯而致的厥阴头痛。中虚胃寒，胃失和降，浊阴上逆，故时欲呕吐，胃脘隐痛，吐涎沫。治宜温中补虚，降逆止呕。方中吴茱萸味辛、苦，性大热，直入肝胃，温肝暖胃，降逆止呕，为君药。生姜味辛，性温，温胃散寒，和中止呕，

重用为臣药。君臣相配，散寒降浊之功益著。人参益气健
脾养胃，扶中气之虚；大枣益气滋脾，甘缓和中，兼顾气
津，既助人参补脾养胃，又制吴茱萸辛热燥烈，且与生姜
相配，调和脾胃，二者为佐药。四药相合，共奏温中补虚、
暖肝和胃、降逆止呕之功。

张路玉曰："下焦浊阴之气上乘于胸中清阳之界，真气
反郁在下，不得安其本位。有时欲上不能，但冲动浊气，
所以干呕吐涎沫也。头痛者，厥阴之经与督脉会于巅
也……故主吴茱萸汤，以吴茱萸专开豁胸中逆气，兼人参
姜枣以助胃中清阳，共襄浊阴之功，由是清阳得以上升，
而浊阴自必下降矣。"

71. 消渴案（糖尿病）

李某，男，55岁，干部。

以多饮、多尿、多食，体重减轻1年余，逐渐加重就
诊。现症见乏力、口干，善食消瘦，多尿，大便溏泻，舌
淡，边有齿痕，苔薄白，脉沉细数。中医诊断：消渴，脾
肾两虚证。治以健脾益肾予桂附地黄丸加猪胰脏粉3g。每
日2次。用药3个月症状减轻，6个月症状消失。

【按语】本例消渴病经辨病为糖尿病，其三多一少症状
明显。病机主要为阴津亏耗，燥热偏盛，病久则阴损及阳，
而阴阳俱虚。治宜补益脾肾，温肾助阳为法。方用桂附地
黄丸治之。加入猪胰脏粉治疗消渴，古已有之，取其补脾

润燥，以脏补脏之功。

72. 痞满案（慢性胃炎）

姚某，男，60岁，教师。

以心下痞满，疼痛，每日下利数十次，完谷不化，腹中雷鸣，呕吐，心烦，少气乏力2日就诊。米老观其脉症，属伤寒痞证，为中虚湿热痞满，脾胃虚弱，湿热蕴结而致。治宜益气和胃，消痞止呕，方用甘草泻心汤。处方：

炙甘草14g，黄芩10.5g，干姜10.5g，姜半夏7g，大枣4枚，黄连3.5g。每日1剂。

用药2剂即愈。

【按语】甘草泻心汤适用于脾胃虚弱，中焦升降失司，水寒上逆，气机痞塞所致病证。本案患者因脾胃虚弱，阳气不足，无力消磨食物，大肠不能正常燥化糟粕而出现下利完谷不化，腹中雷鸣；胃气不降，使心下痞硬满，干呕心烦。重用炙甘草为君药，取其独入脾胃，甘平补中，健脾和胃益气，且甘能缓急，以止下利；半夏消痞止呕；干姜温中散寒，以助半夏燥湿化痰；黄芩、黄连清热燥湿，消痞；大枣补益脾气。诸药同用，共奏益气和胃，消痞止呕之功。

73. 阴疽流注案（脓毒败血症）

楚某，男，40岁。

初诊（1950 年 10 月 2 日）：半个月前患败血脓毒症，经切开引流、抗感染等方法治疗，未见减轻。近日来病情加重，卧床不起，精神萎靡，面色晦暗，形体消瘦，食欲不振，汗多，自觉恶寒，大便溏薄，右下腹及腰背处各有 1 个大小约 4cm×4cm 的包块，质硬，无红肿，舌质淡，苔白，脉沉细濡。中医诊断：阴疽流注。辨证属邪毒结聚，阻塞脉络，气血凝滞。治以温阳散寒，通滞散结，大补气血，托里排脓。方用阳和汤加红参、附子，内服 7 剂。处方：

熟地黄 35g，鹿角胶 10.5g（烊化），白芥子 10.5g，麻黄 3.5g，炮姜 10.5g，生甘草 10.5g，肉桂 3.5g，红参 10.5g，附子 10.5g（先煎）。

加开水 400mL，煎出 200mL，煎 2 次共取 400mL，早晚分 2 次温服。另用阳和解凝膏外贴，每 2 日换膏药 1 次。

二诊：服上方药 7 剂后，精神明显好转，出汗消失，饮食、大便正常，腹部包块自溃，流出脓液约 200mL，舌淡红，苔薄白，脉沉细。继服上方药 7 剂。

三诊：服药后背部脓肿自溃，流出脓液约 300mL。能自己行走，前来就医。舌淡红，苔薄白，脉沉。继服上方 7 剂。

四诊：精神正常，面色红润，伤口愈合，症状消失。舌淡红，苔薄白，脉和缓。继服上方药 7 剂后，恢复工作。

随访 5 年，未见复发。

【按语】阴疽流注为外科常见病症。"疽"为发于肌肉筋骨间之疮肿，其漫肿平塌，皮色不变，不热少痛者为"阴疽"；"流注"是指毒邪流走不定而发生于较深部组织的一种化脓性疾病。两者常相互交结为病，难消、难溃、难敛，发病快，流窜部位深，临床易发生险候。因此针对本类疾病需及时救治，截断病势。

该患者因患败血脓毒证半个月救治罔效后出现阴疽流注。发病以来，精神萎靡，面色晦暗，形体消瘦，食欲不振，呈一派气虚寒毒内侵、气血凝结、血络瘀滞之象。故当以补益气血为本，温阳散寒、通络散结为标，标本兼治，以托里排脓。方选阳和汤化裁。

关于阳和汤，《成方便读》有言："夫痛疽流注之属于阴寒者，人皆知用温散之法，然痰凝血滞之证，若正气充足者，自可运行无阻，所谓邪之所凑，其气必虚，故其所虚之处，即受邪之处。疡因于血分者，仍必从血而求之。故以熟地黄大补阴血之药为君；恐草木无情，力难充足，又以鹿角胶有形精血之属以赞助之；但既虚且寒，又非平补之性可收速效，再以炮姜之温中散寒，能入血分者，引领熟地黄、鹿角胶直入其地，以成其功；白芥子能祛皮里膜外之痰，桂枝入营，麻黄达卫，共成解散之勋，以宣熟地黄、鹿角胶之滞；甘草调和诸药。"加入红参、附子以增强补气温阳托里之作用，可提高患者自身的抗病能力，这种使阴证转阳的治法，是中医治疗阴疽的一大特点。

在本病诊疗过程中，同时配合温阳散寒通络之药膏外敷以内外并治，以达扶正、祛邪、通络之效，用药后患者脓肿自溃，病情恢复。故言阳和汤为治疗正气亏虚、阴寒凝结、血络瘀滞之阴疽流注、手足不温等病症的名方。

74. 砒毒案（砒中毒）

李某，女，20 岁。

1959 年 12 月 15 日因误食含有砒毒的大米 3 日，出现恶心呕吐、腹痛腹泻、皮肤发痒等症入院。症见恶心呕吐，头晕头痛，口干微烦，全身发痒，精神萎靡，面色苍白，舌质红，苔黄干，脉弦细数。西医诊断：砒中毒。中医诊断：砒毒。辨证属砒毒伤中，热毒未净。治以清泄热毒，疏利肝胆。方用大柴胡汤加减。处方：

柴胡 14g，姜半夏 10.5g，杭芍 10.5g，枳实 7g，黄芩 10.5g，生大黄 7g（后下），生姜 7g，大枣 2 枚，生甘草 10.5g。

服上方药 3 剂后，症状消失，尿砷定性阴性。又现胸闷，咳嗽痰多，舌淡苔白腻，脉弦细。证属脾胃失和，肺失宣降。治宜健脾和胃，宣肺化痰。处方：

茯苓 14g，姜半夏 10.5g，陈皮 10.5g，炙甘草 10.5g，桔梗 10.5g，杏仁 10.5g，生姜 7g，大枣 2 枚。

服上方药 6 剂后，痊愈出院。

【按语】因本例中有明确发病诱因，故可确诊为砒毒伤中。砒毒为外来毒邪一种，砒毒侵袭，正气耗损，脾胃虚弱，纳运失司，中焦脾胃不能抵御不洁饮食，则出现恶心呕吐；肠腑传导失常，则腹痛、腹泻；气虚血行不畅，肌腠不润，则皮肤瘙痒；正气不足，清阳不升，脑窍失养，则头晕、头痛；外毒入侵机体，脾胃运化水谷无力，停积于胃生热，内热积滞，耗灼阴津，则口干微烦；津液不能上承舌面，则舌红苔黄干；脾胃中焦气机不利，反侮肝木，故诊下脉弦细而数。治疗本病证当紧抓砒毒伤中、热毒未净之病机，选大柴胡汤以清泄热毒，疏利肝胆之机。服药后病症缓解，因复出现胸闷、咳嗽、咯痰病症，以调和脾胃、宣肺化痰为要，以二陈汤化裁后病愈。

米老临症治疗药物中毒时，结合自身多年临床实践，遣方用药过程中，以顾护脾胃元气为根本，同时调和五行生克制化之脏腑，以达阴阳平和、气血同调、正气来复之效。

75. 少阳病案（高热待查）

于某，女，25岁。

以外阴疼痛糜烂近2个月于1959年5月11日入院。西医诊为"外阴溃疡"。经住院后药物外洗，口服西药，溃疡基本痊愈。但继之出现头晕、纳差、畏寒、发热，体温39.6℃，经各种检查未能确诊，以"高热待查"转中医治疗。症见面色苍白，形体消瘦，精神萎靡，头晕眼花，心慌气短，口苦纳差，寒热往来，体温波动于38.5℃上下。中医诊断：发热，少阳证。治以和解少阳，方用柴胡桂枝汤。处方：

柴胡14g，姜半夏10.5g，炒黄芩10.5g，党参10.5g，

桂枝 10.5g，杭白芍 10.5g，生姜 7g，大枣 2 枚，炙甘草 10.5g。

二诊：服上药 3 剂后，体温恢复正常，纳可，腹痛便溏，乃肝胃不和，投柴平饮 2 剂。处方：

柴胡 14g，党参 10.5g，姜半夏 10.5g，黄芩 10.5g，大枣 2 枚，炙甘草 10.5g，陈皮 10.5g，厚朴 10.5g，苍术 10.5g，生姜 10.5g。

三诊：腹痛消失，二便正常。但心慌气短，乏困无力。方用补中益气汤。处方：

炙黄芪 35g，党参 17.5g，当归 10.5g，陈皮 10.5g，升麻 7g，柴胡 7g，白术 10.5g，炙甘草 10.5g。

四诊：昨日受凉、咳嗽喉痒，头胀痛不适，胸闷气短。给予柴陈汤加厚朴、干姜、细辛、五味子、杏仁。处方：

柴胡 14g，姜半夏 10.5g，党参 10.5g，黄芩 10.5g，陈皮 10.5g，茯苓 14g，炙甘草 10.5g，厚朴 10.5g，干姜 10.5g，细辛 10.5g，五味子 7g，杏仁 10.5g。

五诊：诸症消失，精神好转，各种理化检查正常，痊愈出院。

【按语】本例高热待查，属于中医少阳证。从经络看之，在脏腑属肝络胆，与心有联系，少阳经循行部位绕阴而过，左右相贯。患者患外阴溃疡住院治疗 2 个月余，将愈时出现寒热往来等症，此乃余热未尽，正气内虚。时值外邪侵袭，内外结合而现少阳证，先后用和解少阳之柴胡桂枝汤 3 剂热退。后现腹泻、便溏之肝胃不和证，经用疏肝和胃之柴平饮 2 剂症除。又现心慌气短，四肢乏力，此乃少阳证属肝络胆，与心有联系之说，即用补中益气汤强化源、健脾胃、固卫气。由于患者素体亏虚，不慎复感，病现胸闷、气短、肺失宣降之证，故用柴陈汤加干姜、细辛、五味子、杏仁、厚朴 3 剂而愈。观其治疗，皆以柴胡汤为主；观其病变部位，皆与肝胆经络相关。提示了中医学之经络学说与脏腑致病及临证治疗的相互关系。

76. 肠结案（肠梗阻）

姚某，女，60 岁，居民。

症见畏寒，手烤火炉，腹胀，呻吟，神欠气微，大便 26 日不下，呃逆，气如粪味，舌淡，苔薄白腻，脉沉细。当时请诸多名医诊治，曾用大承气汤、小承气汤、麻仁丸、防风通圣散、猪胆汁饮等方皆无效，病情日益加重。家人认为无治，准备后事。又请米老诊治，米老观其脉证，认为病属肠结，证属阳明病伤寒化燥证，治宜润燥攻下。方用麻仁白蜜煎加味。处方：

火麻仁 35g，郁李仁 17.5g，当归 35g，生大黄 17.5g（后下），白蜂蜜 70g。

服上方 1 剂后，患者自觉腹中有蠕动感，即有便意，随下粪块如石状 20 多枚。继服药 2 剂，诸症消失，痊愈。

【按语】本例患者肠结，经用润下、攻下、表里双解等法无效，但用米老麻仁白蜜煎 3 剂痊愈。究其原因，此为伤寒化燥，阴阳两虚证。患者大便 26 日不下，水食难入，久则阴阳极度亏损。阳虚则外寒，故畏寒，身披皮衣，手烤火炉。阴虚生内热，热盛而化燥，结于阳明，故便秘 26 日不下。米老用麻仁白蜜煎方中加郁李仁，增强润燥作用；因血虚生燥，故加当归补血润燥。虽用润下，但配伍攻下药可立竿见影，故加生大黄攻下，3 剂而愈。患者已 60 岁，26 日大便不下，说明燥证极重，虽用承气汤之类，却未用大剂量润燥药物，导致肠结更重，虽用润燥之麻仁丸，而无攻下之药，难以取效。米老用大剂量润燥药，又用攻下之药配合，故药到病除，此为"谨守病机、加减有度"。

77. 血瘀脉络案（上腔静脉血栓形成）

张某，男，49 岁，干部。

以面部、颈部、上肢、胸部静脉曲张入院。入院后诊为"上腔静脉血栓"。症见面部胸部发红，静脉曲张，呼吸困难，胸闷气短，腹胀，纳差，胸腔憋闷，舌暗苔薄黄，脉弦涩。中医诊断：血瘀脉络。证属心脉痹阻，气滞血瘀。治宜活血化瘀，行气通络。方用血府逐瘀汤合下瘀血汤 10 剂痊愈。处方：

桃仁 10.5g，红花 10.5g，当归 10.5g，生地黄 14g，枳壳 10.5g，赤芍 10.5g，柴胡 7g，甘草 7g，桔梗 10.5g，川芎 10.5g，川牛膝 14g，大黄 10.5g（后下），䗪虫 7g。

【按语】上腔静脉血栓形成乃静脉血液回流障碍所致，

其可见于多种疾病，如深静脉置管等，严重时血栓脱落可形成肺栓塞而危及生命。西医治疗通常选用抗凝药物或手术治疗，虽疗效显著，但治疗却具有一定风险性。米老运用纯中药治疗此病取得了很好的效果。米老认为此病乃中医血瘀脉络案，为心脉痹阻，气滞血瘀证，方用血府逐瘀汤、下瘀血汤合方通内阻之瘀血，妙在方中大黄清内热之瘀，䗪虫通全身脉络，牛膝引血下行。治疗中关键紧抓生理"血"，病理"瘀"二字。

78. 热入血室案（经期高热）

郑某，女，成人，长安县小江村人。

患者经期寒热往来，神昏谵语，狂躁，头晕，口苦咽干，胸胁满闷，尿黄而少。舌苔黄腻，脉弦滑数。中医诊断：经期发热，热入血室证。方用柴胡四物汤加大黄、芒硝，1剂。处方：

柴胡14g，半夏10.5g，党参10.5g，白芍10.5g，黄芩10.5g，当归10.5g，甘草10.5g，生地黄14g，川芎10.5g，生大黄7g（后下），芒硝7g。

二诊：服上药后，热退，谵语、狂躁消失，舌淡，苔薄腻，脉弦滑。继用上方去芒硝、大黄1剂。随访痊愈。

【按语】 热入血室，在《伤寒论》中已有论述，是指妇女在月经期间感受六淫之邪所致，其症状《伤寒论》的记载可归为两点：一是六淫之邪感于"经水适来"出现寒热往来等症状；二是出现"谵语"，"如见鬼状"等精神症状。本例正当经水来潮时感受风寒而致，当以小柴胡汤解之。但月经来潮，故治以和血为主。症见神昏谵语、狂躁诸症，此为实证。《黄帝内经》云："诸躁狂越，皆属于火。"故用上清肝经之热、下清血室之热的柴胡四物汤加芒硝、生大黄，2剂而愈。

　　米老认为热入血室即热入胞宫。胞宫为冲脉循行路线，冲为血海，肝藏血，肝肾同源。因热邪入内不能外解，侵犯冲脉，耗伤肝血，导致肝阴亏损，肾水不足。仲景在《伤寒论》中提出小柴胡汤加芒硝、生大黄，以釜底抽薪。米老根据经期发热、神昏谵语，采用仲景小柴胡汤加芒硝、大黄中加四物汤，疗效显著。此乃受仲景治疗"热入血室"方法的启示。

三

信函、会诊病案

1. 脑风案（震颤麻痹综合征）

王某同志：

首先问候您好。您长期患病来西安就医，不料因我有病不能及时为您诊治，好在彼此同是病人，您能谅解。

您已病 3 年，虽经多方医治无效，但只要您有战胜疾病的信心和坚强意志，思想上不畏惧，不气馁，一定会得到好的转化，甚至战胜疾病，消灭疾病。疾病是人人最讨厌的东西，谁也不愿意患它。但是已经得了疾病，只有耐心坚持治病，不敢急。应当鼓起战胜疾病的勇气，和疾病作顽强不懈的斗争。战胜疾病，使其早日恢复健康，走上工作岗位，抓革命，促生产。这是我对你的殷切愿望。

关于本病的起因，据您叙述主要是过度疲劳，浴后受风所致。我根据临床见症以及中医学文献记载分析，本病主要是由于精神过度紧张，情志过受刺激伤及元神所致，加之风寒侵袭脑髓，以致神虚不能自主，邪风乘虚而起，故见头重摇动不止，久则损及脾肾功能，阳气日虚，故见上下肢震颤，手足发凉，畏寒恶风，咯痰，嗜睡，舌苔白腻，脉象弦细等症。古典医籍将本病命名为"脑风"，又名"风头旋"。因脑为元神之府，心为神气之舍，情志过度刺激则伤神，神伤不能镇摄诸脏，肝盛乘虚生风，肝风盛则头自摇动不止。又脑为髓海，肾主骨髓，诸髓皆属于脑，肾虚则不能充髓于脑。古人云："髓海有余，则轻劲多力。髓海不足，则脑转耳鸣，胫酸眩冒，目无所见。"故有肾虚头重高摇之说。若风寒入于风府，由风府上入于脑，则见"脑风"之症。风寒侵袭，此其外因，本症每遇风寒加重者，皆因脑神虚弱，抵抗外邪功能降低。风寒愈刺激，则脑神愈虚，肝风愈盛，久则肝盛侮脾，脾阴虚不能化湿，湿则生痰，湿痰不去，也易加重病情。脾主四肢，脾阳虚则手足发凉、痰多、嗜睡此为脑神受伤内因，加之风寒侵袭形成头摇旋动不止者，故名"脑风""风头旋"。所以我对您病的印象是脑风，脾肾阳虚证。治以益气养神，平肝息风，温肾健脾。根据您病的具体情况分析，结合古人验案，特拟益气养神、平肝息风丸药1剂，每服10.5g，每日2次，饭后温水送服，连服3个月为1疗程。并采取综合疗法，居住静地疗养，充分休息。平素注意避风寒，配合气功、打太极拳等，坚持4个月为一疗程，以观后效。处方如下：

东北红参35g，白术35g，茯神35g，炙甘草35g，姜半夏 35g，陈皮 35g，远志 35g，杭芍 35g，黄芪 35g，附子 35g，天麻 70g，钩藤 70g，僵蚕 70g，全蝎 35g，炙蛇蜕 17.5g，独活 35g，防风 105g，麻黄 17.5g，干姜 17.5g，玳瑁 35g。

以上共研极细末，加蜜 1200g 为丸，丸如小豆大，每服 10.5g，每日 3 次，早晚饭前温水送服，上药服完继续配制服用。

米伯让
1978 年 8 月 6 日

1 年后，患者诸症消失，登门感谢，已恢复正常工作，至今未复发。

2. 血痹继发筋萎案（肌肉萎缩性侧索硬化）

杨某同志：

您来信请我给您提出治疗方法。从病历看您于 1973 年开始患肢体发麻，逐年加重，现又发展为肢体瘫痪，舌强语謇，生活不能自理，经常感觉头晕，上肢肌肉跳动，喜热畏寒。西医诊为肌肉萎缩性侧索硬化，中医诊为血痹、筋痿。按其病程经过可能是由血痹发展为筋痿。本病主要原因是过度疲劳，或色欲伤肾，导致肝肾气血亏损，肺气虚弱，卫外功能降低，再受寒冷侵袭，过伤元气，以致精虚不能上荣于舌，故舌强语謇；血虚不能营养筋肉而呈现肢体麻木，肌肉萎缩，头晕，肉脱，形成瘫痪。此属久病阴损及阳，阴阳两虚之证。本病为中医学痿证范畴疾患。法当大补气血，温养阳气。方用地黄饮子，配服鹿角胶丸。连服3个月为一个疗程，以观后效。如咳嗽痰多，可用补中益气汤加杏仁、贝母、枳实、胆南星调理。平时还须加强肢体锻炼，经常扶杖行走锻炼，或气功锻炼，以控制病情发展。

因未见您的病情具体表现，以上仅是治疗建议，但您如能树立战胜疾病的信心和勇气，坚持肢体锻炼，坚持药物治疗，相信您的病情一定会好转。希望您不要悲观失望，耐心疗养。下拟方剂，供您参考服用。

1. 地黄饮子

熟地黄28g，肉桂10.5g，附子10.5g（先煎），肉苁蓉10.5g，茯苓14g，麦冬14g，五味子10.5g，远志10.5g，石菖蒲10.5g，山萸肉14g，巴戟天10.5g，石斛10.5g，薄荷3.5g（后下），杜仲14g，牛膝10.5g。

每剂加水700mL，大火煮沸，慢火煎煮50分钟，过滤出200mL，共400mL，每服200mL，早晚饭前温服。每日1剂，服1~3个月。

2. 鹿角胶丸

鹿角胶140g，鹿角霜70g，熟地黄140g，人参70g，当归70g，黄芪70g，肉桂70g，白术70g，茯苓35g，菟丝子35g，龟甲70g，虎骨35g，杜仲35g，怀牛膝35g。

共研极细末，加蜜1350g，制成丸药如小豆大，每服

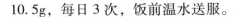

10.5g，每日3次，饭前温水送服。

3. 补中益气汤加味

炙黄芪35g，当归17.5g，党参17.5g，白术14g，茯苓14g，陈皮10.5g，柴胡7g，升麻7g，姜半夏10.5g，煨姜10.5g，大枣2枚，炙甘草10.5g，杏仁10.5g，贝母10.5g，枳实10.5g，胆南星10.5g。

煎服法同前。每日1剂，可服2周。

此外，如有感冒发热，或发生其他疾患，以上药物暂时停服，可请当地医生诊治，如临时疾患改善，再服上方治疗。服药后有无效果，请来信说明。

米伯让

1974年10月16日

3个月后，患者来信云服药后精神、症状较前明显好转，并能扶杖行走。

3. 虚劳血亏并发癥积病案（急性粒细胞型白血病）

罗某同志：

敬问您近好！

昨接惠赐小儿烈汉函，惊闻令爱不幸身染急性粒细胞型白血病，现住本地医院救治，请教我院对此病有何先进的中西医治疗方法，询求一份经验总结性材料以速寄便于进行救治。知您目前心焦如焚，求治心切，弟不揣冒昧，为了抢救病人，谨将以往接诊此病的初浅认识和应用方剂，回忆抄录，供兄参考于下：

（1）此病若确诊为急性粒细胞型白血病，在西医认为属于血癌危证，治疗办法不多。近年科学进展或有先进治法，弟未闻之。我以前接诊过的此类病例多属西医难治。此病名中医书籍虽未记载，但病证经观察属于中医虚劳血亏并发癥积（脾肿大）病。因虚成劳，因劳致虚，导致血瘀脾大，耗阴过甚，阴虚阳亢，亢极化火，火迫血出呈现鼻衄、吐血、牙宣、皮下血斑、妇女阴道出血、乏力等症。其人面色白，舌质色淡，虽呈贫血外貌，但脉象弦滑而数有力，或洪大，此阴病反见阳脉，多非吉兆。

（2）早期贫血外貌，偶受外感，发热经治不退，尚未确诊，中医应用辛凉解表，银翘散加生地黄、麦冬、焦栀子、黄芩以护阴清热，每日 1 剂，服 3~6 剂，热退停药，随病情变化改用他方。

（3）表热虽退，但时或自觉发热，齿龈微有出血，脾大，心烦，脉弦滑数有力，当用滋肾清肝饮，每日 1 剂，服 2~4 周。配服大黄䗪虫丸，每服 2 粒，每日 2 次。长期服用，以脾大渐软消失为止。

（4）若鼻衄，齿龈、皮下出血斑较重者，当用白虎增液汤加焦栀子、黄芩、大黄以泻火救阴。齿衄重者，可用甘露饮加黄连、黄柏、大黄，每日 1 剂，至症状消失。

（5）若出血症状严重，面色发白，脉仍弦滑有力而数或洪大者，可用清瘟败毒饮挽救，改善症状。

（6）若转危为安，症状有所改善，可长服知柏地黄汤
（丸）、大黄䗪虫丸调治，以滋阴制阳，补血养血为主。

以上初浅认识及应用方剂，请兄酌情参考应用，不吝
指教。病有千变万化，吾人见闻有限，不能将一隅之见作
为固定不变之法。或有新法收效更为切盼，暂不多叙。

谨致

敬礼

米伯让敬复

1991 年 7 月 21 日

附方：

1. 银翘散加味

金银花 35g，连翘 35g，竹叶 10.5g，荆芥穗 10.5g，牛
蒡子 10.5g，淡豆豉 7g，薄荷 3.5g（后下），鲜苇根 35g，
生甘草 10.5g，桔梗 10.5g，生地黄 17.5g，麦冬 17.5g，焦
栀子 14g，黄芩 10.5g。

用法：水煎。先服银翘散 1~2 剂，若热不退者，加生
地黄、麦冬、焦栀子、黄芩。每日 1 剂，服 3~6 剂，热退
停服，改用方剂，辨证施治。

2. 滋肾清肝饮

生地黄 35g，山药 14g，山萸肉 14g，牡丹皮 17.5g，茯
苓 10.5g，当归 14g，杭芍 14g，柴胡 10.5g，焦栀子 14g，

泽泻 10.5g，黄芩 10.5g。

用法：水煎。每日 1 剂，服 2~4 周。

3. 白虎增液汤加味

知母 28g，生石膏 70g（先煎），粳米 17.5g，生甘草 17.5g，生地黄 35g，麦冬 35g，玄参 70g，焦栀子 14g，黄芩 10.5g，生大黄 10.5g，川牛膝 10.5g。

用法：水煎。每日 1 剂，服 3~6 剂，血止停药。

4. 甘露饮加味

生地黄 17.5g，熟地黄 17.5g，天冬 14g，麦冬 14g，石斛 10.5g，枇杷叶 10.5g，黄芩 10.5g，枳实 10.5g，茵陈 17.5g，生甘草 10.5g，黄连 10.5g，黄柏 10.5g，大黄 10.5g。

用法：水煎。每日 1 剂，以症状消退为度。

5. 清瘟败毒饮加味

犀角 10.5g（锉末先煎），生地黄 35g，赤芍 17.5g，牡丹皮 17.5g，桔梗 10.5g，知母 28g，玄参 17.5g，连翘 10.5g，生石膏 70g（先煎），生甘草 10.5g，黄连 10.5g，黄芩 10.5g，焦栀子 14g，生大黄 10.5~17.5g。

用法：水煎。每日 1 剂，服 3~6 剂，症状改善，辨证论治。

说明：犀角用水牛角代替，用量 100g 为宜。

6. 生团鱼（鳖）血吸入

用法：将活生团鱼（鳖）头砍掉，将血倒入患者口中，嘱患者闭眼勿看，吸入胃内，2~3 日服用 1 只较宜。

1个月后，罗先生函云患者服药后病情好转，暂脱危险。

【按语】本例函复会诊，类似诸多，不一一例举。仅举一则，从中学习米老对患者求治的医德与医风。

4. 死亡病案讨论

魏某，男，54岁。

因唐山地震受伤致神志恍惚，气衰言微，形体羸瘦，腹如舟状，小便不利，舌质淡无苔，脉虚细入院，经服中药治疗神志清楚，小便通利，食欲好转。后因饮食过量，即现呕吐，病情加重，神志昏迷，突现亡阳虚脱之症，经用回阳固脱之法配合西医治疗，抢救无效而死亡。

讨论：

米老发言：

该患者入院时，即呈现神志恍惚，气衰言微，两目白斑外障，形体极度消瘦，腹如舟状，舌上无苔，舌质色淡，脉象虚细而涩，病人自觉症状说不清。第二天晚上会诊时，所见患者症状同入院时一样，唯下腹稍膨胀，小便不利，据家属说患者有时恶心欲吐，胃脘不适，气短，血压较低，无寒热症状，多天未进饮食。根据患者全身情况分析，中医诊断为气血亏损，全身衰竭。因患者在灾区受伤后长期患慢性虚衰疾患，营养极差，因而导致气血亏损，全身脏腑功能降低。气血亏损，脾胃失去血液濡养，则胃无力消化吸收；胃液亏乏，则见恶心干呕；肺气失养，则呼吸微弱、气短；肾气失养，则无力施化精血，肾亏尿无来源，故无尿；或因肾气虚乏，无力分泌推动小便排泄均可见少尿；肝藏血，心主血，其华在面，其充在血脉，脉不充血，故见脉象虚细而涩，舌上无苔而舌质色淡；脾生血主肌肉，脾失津液则无物充养肌肉，故见形体极度消瘦；脑神失养，故见神志恍惚。患者全身气血亏损，呈现衰竭之症，其衰竭程度与患者年龄相差太远。患者虽生但危象毕露，故提出应下重危通知书并向上级汇报。

在治疗上，应本中医学"精不足者，补之以味。形不足者，温之以气"的理论，提出以补养气血、温肾健脾、辅助生理机能为主之治法，方用补中益气汤加桂枝、附子、猪苓、泽泻，佐以利尿之品。西医应配合营养支持疗法，慎重护理，严密观察，根据观察变化情况进行调理，以达延长生命，再图治愈之目的。经治疗，小便通利，下腹膨胀消失，稍有食欲。不日即转内科治疗。

转入我科时病情仍同以前，无明显加重或减轻，由于病人长期缺乏营养，求食心切，吃饺子量过多，未能消化，三四个小时之后，即发生呕吐，吐出物乃未消化之食糜。同时病情加重，神志转为半昏迷状态，额部出冷汗，鼻头、手指发凉，脉象更见细微，血压下降，几乎为零，但患者并无躁动征象。分析当时情况，朝食暮吐，为患者胃气衰败、无力消化之故，非急性传染所引起之呕吐。病情加重是由于患者"饮食自倍，肠胃乃伤"，迫使机体功能更趋下降，表现有亡阳虚脱之势，故仍用补中益气汤，加附子量至 17.5g，生姜改用干姜 17.5g，再加人参 10.5g，以达温肾健脾、益气敛阴、回阳固脱之效。经中西药治疗，患者神志清醒，恶心呕吐消失，能稍进饮食。虽然危象解除，但血压仍不稳定，用升压药物亦不能稳定在正常范围，然患者数日来无躁动征象，可能是气血亏损，全身功能降低，转为慢性衰竭之证。治疗仍维持原案。

在输血治疗过程中，病人出现寒战发热，可能为输血反应，经用缓解输血反应药物无效，并且高热持续不退，神志又转昏迷，躁动不安，舌卷，肢厥，舌苔燥黑渗血，脉象细微而急，血压下降为零。分析病证为感染发热，毒邪侵入营血之证，即用养阴凉血、清热解毒、益气保津之剂，选清瘟败毒饮去黄连、黄芩，加人参益气生津。去黄芩、黄连，以防苦寒败胃。经中西医治疗，物理降温，高热逐渐解除，神志亦清，舌苔好转，脉象渐缓。唯血压仍不上升，小便不利，无尿，故用附子汤加人参、麦冬、阿胶、猪苓、泽泻、滑石，养阴益气，固肾利尿。经治疗，小便通利、量多，即去阿胶、滑石、猪苓、泽泻等利尿药，仍用前方以保津益气，健脾固肾，维持现状以图好转。过两日小便又少，观察神情尚可，亦能进少量饮食，舌苔、口腔见渗血迹象，为高热虽退，机体损伤严重；小便又少，为肾气严重亏损。故用寄生肾气汤加人参滋阴和阳，益气敛血，通利小便。患者神情异常好转，表情语言自如，求进饮食，服用牛奶后，神志又转入昏迷，腹见膨胀，无尿，血压下降为零。考虑病人神情异常好转，为虚性兴奋、阴阳离决之象，如灯油燃尽灯焰忽明，即回光返照之征。腹见膨胀无尿者，又为饮食自倍，胃肠乃伤，导致机体衰竭；肾无力施化精血，故无尿；脾无力运化水湿，以致气液蓄积，渗溢腹腔，故成腹胀无尿之症，此为脾肾衰败阴竭，元阳神散之象征。虽此时病情已不可救逆，但仍应尽其责，最后给服附子汤加人参、猪苓、泽泻，但因已成不可救逆之绝证，药物未得，无效而死亡。

总之，分析患者主要是因为在灾区长期患慢性虚衰疾患，营养极差，导致气血亏损，全身衰竭；加之地震又受精神创伤和肉体创伤，促使病情加重；又经两次饮食过量，肠胃受伤，再经感染发热，机体功能更趋严重衰竭。患者虽经中西各方多次会诊治疗抢救，但始终不能挽回其生命，主要由于患者机体基础太差，衰竭过甚，毫无抗病能力，以致医药无效而死亡。

对此种患有慢性疾患、体质衰竭病人之治疗，应注意尽力减轻治疗负担。饮食服用方法，宜用温养之法，首先照顾机体，让抵抗力慢慢增强，以期逐渐好转，延长生命，再图治愈。

以上仅是自己的观察认识，可能是错的，请同志们批评指正。

5. 腹痛待诊病案讨论

1974 年 11 月 9 日下午 4 时 25 分，患者主诉胃脘及左胁下胀痛，伴有头麻，口干苦，不欲饮食，矢气臭，小便气臭，畏寒潮热，腰背痛，望诊：神志清晰，无痛苦病容，舌苔薄腻略黄。切诊：脉弦滑有力，胃脘及左胁下腹胀满，压痛拒按，是一种实证。症状与以往所见胰腺炎相似，但无呕吐。中医诊断：腹痛气郁滞食证。法当疏肝和胃，理气解郁，消食导滞。方用柴平饮加香附、郁金、神曲、山楂、麦芽、枳实，加水煎 2 次，共量 400mL，分 2 次温服，每 6 小时服 1 次，连服 2 剂，并嘱其绝对禁食。如服药 1 剂，大便不解，可加生大黄 10.5g。处方：

柴胡 14g，生姜 10.5g，姜半夏 10.5g，党参 10.5g，黄芩 10.5g，苍术 10.5g，厚朴 10.5g，陈皮 10.5g，大枣 2 枚，甘草 10.5g，制香附 14g，郁金 14g，神曲 10.5g，炒麦芽 10.5g，山楂 10.5g，枳实 10.5g。

当晚 11 时，二次会诊。询问得知下午给患者所开中药未服，又问病者是否曾进饮食，据家属讲吃了一个苹果和少量点心。至于服用西药，因我没有西医知识，很难提出问题。患者于晚 10 时 30 分开始出现腹部胀气，胸闷，气憋，腰背疼痛，全身出大汗。测血压下降至 70/50mmHg，已给静脉滴注去甲肾上腺素。会诊时，患者神识半昏迷，面色苍白，口唇发青，语声低微，舌苔灰腻，脉沉细而微，全身发凉，大汗淋漓，腹胀压痛拒按，未大小便，问话不能对答。从中医角度认识本病为气郁滞食，致气血逆乱发生之厥逆亡阳、内闭外脱证。法当回阳固脱，行气通闭。方用人参四逆汤、小承气汤合剂。急煎1剂，共量400mL，分2次温服，隔2个小时服1次。处方：

人参14g，干姜35g，附子35g（先煎），甘草35g，枳实10.5g，生大黄17.5g（后下），厚朴17.5g。

同时急请外科徐医生会诊，认为肠梗阻不能排除，可能为绞窄性肠梗阻。血淀粉酶、尿淀粉酶化验结果不支持胰腺炎诊断；曾进行肛管排气，但未排出气体。又请放射科透视（床头卧位透视），左侧腹腔胀气明显，别无发现，拟行手术探查，但条件不具备。讨论中认为患者当前处于休克状态，不能挪动，决定无论西医还是中医治疗，必先纠正休克、厥证，待休克纠正，厥愈身温，汗止神清后再考虑手术。徐医生从西医角度认为本病是一种中毒性休克，也难排除腹腔炎症。在纠正休克的同时，应用青霉素抗感染。因患者家属谓患者有青霉素过敏史，故未用青霉素。我曾提出腹痛诊断难以确定，以往曾见一腹痛患者，经多种检查，包括剖腹探查，仍不能确定诊断，后经尿液检测诊断为血卟啉病，是否可以考虑行尿液检测。讨论延至下半夜2时，测血压回升到130/90mmHg，症状也稍有稳定，未再急剧恶化。

11月10日7时，再去病房探视，患者神志清楚，语言回答流利，面色好转，大汗已止，手足转温，脉变有力，大小便已通，但大便气味臭甚，大便后腹胀痛较昨晚大减，但舌苔如故，口仍干苦，不欲饮食，腹部仍压痛拒按，但较昨晚柔软。认为本证虽厥愈闭通，但气郁滞食未解，仍用柴平饮加香附、郁金、麦芽、山楂、神曲、枳实，以达疏肝和胃，理气解郁，消食导滞，并加生大黄 10.5g，使其缓下通便，继续观察调治。

同时请外科徐医生会诊，认为大便已通，不存在肠梗阻，外科不再考虑手术。但是同志们认为难以排除急腹症的可能，恐其错过手术机会，要求转外科治疗，便于观察。得到外科同意后，病人转住外科治疗观察。

11 日我去外科询问主管医生，据云患者大便日泄 3 次，腹痛大减，但似有反跳痛，精神好转，血压稳定，别无变化。5 日后见患者在院内行走，问其情况，患者云左胁下仅有轻微隐痛，别无不适。病人出院后曾来门诊就诊 2 次，仍予柴平饮、柴胡温胆汤、保和丸调治。后偶然遇见，询问一切正常。

病案分析：

患者因心情不畅，加之饮食不适，晚饭后发生腹痛，继之发生厥逆（低血压、出汗）。在病房纠正血压后，仍腹痛，至夜晚 10 时进食一个苹果和少量点心，腹痛加剧，突变为重度厥逆（低血压）。血压纠正后，腹痛逐渐减轻以至病证消除。对本病的分析，看起来是一个"腹痛（轻）——厥逆（重）——腹痛（轻）——重度厥逆

（重）——腹痛逐渐减轻——治愈"的公式。我认为从中医主要分析两个问题，一是腹痛，二是厥逆。

"腹痛"是指腹部发生疼痛的症状而言，在临床上较为常见，可出现于多种疾患中。腹部包括胃脘以下，耻骨毛际以上的整个位置，中医将其分为大腹与小腹两个部位。凡在此范围内出现疼痛症状者，均称为腹痛。肝、胆、脾、胰（又称散膏，因胰尾达于脾门，胰脏的小叶呈块状，如同散乱之脂膏，《难经》言脾"有散膏半斤，主裹血，温五脏，主藏意"）。胃、大肠、小肠、肾、膀胱、胞宫等脏腑，均位居此处；从经络循行的路线来看，足三阴经、足少阳经、足阳明经、冲脉、任脉、带脉等经脉均循行腹部。此等脏腑经脉，或因外邪侵袭（包括腹部外伤），或因内有所伤，以致气血运行受阻，或气血不足以温养脏腑者，均能产生腹痛。

腹痛一症，牵涉的范围很广，临床辨证应全面考虑。根据病因、疼痛部位、疼痛性质等，明确主要的受病脏腑，证情之寒、热、虚、实等。以病因而论，不论外感风、寒、暑、湿，或因腹外伤，或内伤饮食、气滞、血瘀，以及虫病、癃闭、积滞，妇女经、带、胎、产有病等，均可出现腹痛。以疼痛部位而言，大腹痛者多为脾、胃、大肠、小肠之病，右上腹近肋痛者多属肝胆疾患，左上腹痛者多属脾、胰疾患；小腹痛者，多属足厥阴肝经、足少阴肾经、胞宫、膀胱之病。肾气虚寒，多见脐中痛不可忍，喜按喜温；下焦受寒，肝气失于疏泄，则见少腹拘急痛；虫病则多见绕脐痛。脐右下方疼痛者多属肠痈，脐左下方疼痛者多属痢疾。但结合其他证情，灵活看待。以疼痛的性质来说，虚痛喜按，实痛拒按。痛在气分，攻注不定；痛在血分，刺痛不移；痛在腑者，脉多弦滑；痛在脏者，脉多沉弦。此外，尚需结合各个脏腑的功能特点，以及与腹痛同时出现的各个症状，加以鉴别，始能找出症结所在，而给予适当的治疗。气血瘀滞，不通则痛；气血调和，不痛则通。在治疗上用通的方法也是很多，如高士宗云："通之之法，各有不同，调气以和血，调血以和气，通也。上逆者使之下行，中结者使之旁达，亦通也。虚者助之使通，寒者温之使通，无非通之之法也，若必以下泻为通则妄矣。"

中医之腹痛，实包括西医之急腹症，如胃及十二指肠溃疡、溃疡穿孔、急性胃扩张、上消化道出血、肠伤寒穿孔、急性肠梗阻、急性胆囊炎、胆结石、胆道蛔虫、肝脓肿、急性胰腺炎、膈下脓肿、急性阑尾炎、输尿管结石、宫外孕、血卟啉病、腹膜炎、腹部外伤等。

厥证是以突然昏倒，神志恍惚，四肢厥冷，颜面苍白，脉见沉细而弱或细微，移时逐渐苏醒，但发病严重时大汗淋漓，全身冰冷，口唇、手指发青，口渴，或恶心呕吐，烦燥不安，精神错乱，谵语妄见，昏不知人，呼吸气短迫促，痰涎壅滞，其声漉漉，或二便失禁，或二便闭塞，或兼见抽风发痉，脉见沉细而微，或无脉者，均属厥证，往往一厥不复，因而导致死亡。中医学认为这是疾病的重危表现。

本证在《黄帝内经》中早有论述。后世有气厥、血厥、痰厥、食厥、寒厥、热厥、暑厥、秽恶之厥、蛔厥、水逆之厥。

其机理有二，一是气机运行突受外因过度刺激，或内在脏腑功能过度紊乱，导致气血逆乱，不能顺其生理自然运行，发生厥证，此多移时苏醒（可逆性）；一是由于疾病发展严重，脏腑过度受损，导致气血运行功能衰竭，甚或全身气血运行机能衰竭，这种厥证往往经治不愈而导致死亡。正如《伤寒论》所说"厥逆在经则生，在脏则死"，其实就是区别疾病损害机体程度。

治疗上，发作时必须分别虚实进行抢救。实证以祛邪开闭为主，虚证以补正固脱为要；若虚实并见，寒热夹杂，内闭外脱者，当采用扶正祛邪、固脱通闭、标本并治之法积极抢救。

中医之厥证，实包括西医的各种休克和晕厥，如心源性休克、出血性休克、创伤性休克、中毒性休克等。

本例患者诊为气郁滞食腹痛证的依据包括以下两方面。

（1）患者入院前一日因家务劳累、情志不畅，晚饭后即觉胃脘不适，憋痛，但无恶心呕吐，继之疼痛向胸部及肩背部发展。曾服木香顺气丸，一夜病情未能缓解，出现大汗淋漓，胸部憋痛，憋气加重，前来就诊，测血压 50/30mmHg，经注射 50%葡萄糖溶液，血压稍升，门诊以"低血压，心绞痛，急性心肌梗塞待查"收住院。

按当时病情，可能为气郁滞食，中焦痞塞，肝脾胃肠之气血凝滞不通导致之腹痛。此则"痛则不通"之理，虽服木香顺气丸，但由于药轻病重，未能阻止病情发展，致肝气横逆，侵犯脾胃，使脾胃运化气机受阻，气血紊乱，故疼痛加剧，痛剧则气更逆，因而恶性循环，发展为厥证之气厥。由于当时我未亲见患者之病状，考虑可能为"气厥"，经门诊病房同志们用西药抗菌素、液体疗法，病情稳定缓和。以上仅是臆测。

（2）当我第一次会诊时未见厥证表现，患者神气一般，无痛苦病容。主诉胃脘及左胁下腹胀痛，口干苦，不欲饮食，大便未解，矢气臭秽，小便少，气臭，腰背痛，伴有头麻，轻微畏寒潮热。舌苔薄腻略黄，脉弦滑，脉律整齐有力。胃脘及左胁下腹胀满，压痛拒按。

按以上表现，确系气郁滞食之腹痛。由于患者怒气伤肝，肝郁气逆，气机不能畅达，导致胆气不能下降，反而上逆故见口苦；肝胆互为表里，肝胆气逆，横犯脾胃，脾胃运化水谷之气机受阻，脾不能为胃行津液，致中焦痞塞，故见胃脘胀满，不欲饮食；脾气郁结，无以化食，滞食化热，故见苔腻略黄；小肠受盛功能障碍，不能吸收，无以化物，使饮食浊物停滞，中焦食滞，郁而化热，移于膀胱，故见尿少气臭；大肠传导功能停滞，无以排泄渣滓，大便不解，浊物壅滞，故见矢气臭，此滞食不化之症；肝胆气横逆犯脾胃，以致肝、脾、胃三脏之气郁结，上下不通，形成中焦痞塞，肝脾胃肠之脉络气血凝滞，故见腹痛；营行脉中，卫行脉外，营卫不和，营气不能上荣于头，故见头麻；表里不解，邪犯募原，故见畏寒潮热；脉象弦滑有力，此邪正斗争之象。因此诊为腹痛气郁滞食证。此证与胰腺炎相似但无呕吐。法当疏肝和胃，调气解郁，消食导滞。方用柴平饮加香附、郁金、神曲、麦芽、山楂、枳实，2剂。并嘱其绝对禁食，以减轻胃肠消化负担，使功能易于恢复，达速愈之效。

当晚11时二次会诊时，患者病情与下午6时所见截然不同，此时患者有躁动不安之象。本病原为气郁滞食腹痛，受外因刺激，或内脏病变未能抑制，导致气血逆乱，机能虚衰，形成亡阳于外、阴闭于内之厥逆亡阳、内闭外脱证。

按家属所述，可能为外因加重脾胃负担，使气郁滞食加剧，肝脾胃肠之气机更加停滞，导致气血受阻，代谢障碍，阳气不能运行气血使之上承于头面，外达于体表，脑神失养，故见神识不清，面色苍白；气亏血瘀，故见口唇发青；阳气与病邪斗争，卫气失养，卫外功能不固，以致汗窍疏松，阴液不能内守故见大汗淋漓，热随汗解；阳气亡极必虚，内在气血无以达表，故见全身发凉，四肢厥冷，脉象沉细而微，此为阴随阳泄，阳随阴亡，表现外脱症象；腹胀疼痛，二便不解，此为中焦阻塞，运化无力，滞食内闭之症。因此形成厥逆亡阳，内闭外脱，虚实并见之证。本病病邪侵犯广泛，病在肝、胆、脾、胃、肠，影响心、肺、肾诸脏。治当回阳固脱，行气通闭，以达存津液、保胃气之目的。方用人参四逆汤、小承气汤合剂，急煎1剂，共煎出400mL，分2次温服，隔2个小时服1次。

方中人参补气生津；干姜温脾助阳，化湿生津；附子温补命火，助阳扶脾，化湿生津；甘草益气和胃生津；厚朴健胃行气，宽胸除满；枳实消食导气；大黄导下排秽。两方合剂，正邪兼治，以达固脱通闭之效。全方体现了中医学存津液、保胃气的思想。此前人标本兼治，正邪兼顾，扶正祛邪之经验。古人云："胃藏津液，水谷之海，内充脏腑，外着形骸，津多脉盛，津少脉衰，津结病至，津竭祸来。"可见津液的重要性。此时如单纯用温剂回阳固脱之法，积滞不去；予以通导，更伤中阳，法宜两顾，故予温补之中佐大黄导下积滞。患者凌晨 1 时 50 分服药 1 次，凌晨 3 时 30 分服药 1 次，至早 7 时已解大小便。神识转清，语言回答流利，面色好转，大汗已止，手足转温，脉变有力，大便后腹胀痛减轻，此为脾胃能行津液之表现；但大便时气味甚臭，口仍干苦，不欲饮食，腹部较晚间柔软，但仍压痛拒按，此乃气郁滞食仍未解决，故用柴平饮加香附、郁金、神曲、山楂、麦芽、枳实、大黄，缓下通便，以达疏肝和胃、调气解郁、消食导滞之效。再以易于消化之淡味饮食调理。

总之，本病能迅速治疗，一是因患者及时就医，未导致机体衰竭至极；一是因中西医治疗有机结合，故而收效。

学习体会：

（1）通过病案讨论的学习，提高了对本病的治疗认识，由于缺乏西医知识，对西医的诊断谈不出自己的看法，听了同志们的发言，学到了不少的知识，丰富了自己的思路。

（2）虽然学习中医多年，但是对本病的会诊处理以及病案分析，仅是一般感性认识，水平很低，经验也不多，许多地方不一定恰当，请同志们多作批评指正。

（3）通过治疗本病，认为中西医结合对于疾病的治疗能够发挥更大的作用，希望继续发扬。

（4）本病的转变机理，体现了中医学表里分传、少阳与厥阴相表里的病理机转，"存津液、保胃气"的治疗思想体现了前人的智慧，说明前人许多宝贵经验是值得我们深思学习的。

6. 瘟毒发斑吐血案（流行性出血热吐血抢救无效死亡案）

王某，男，41 岁，干部。

1969 年秋因患"流行性出血热"于某院住院治疗。夜半该院请米老及西安市传染病院（西安市第八医院）张医生急往会诊抢救。症见患者颜面浮肿，全身弥漫型血斑。据该院医生介绍患者发病急剧，高热几日不退，身痛尿少，全身出现血斑，诊为"流行性出血热"，本应及时住院，但因怕出危险及传染别人，未及时住院，现经中西医治疗无效，出现危症。米老至床前欲诊脉，不料患者急骤喷吐鲜血，张医师急测血压不现，予西药静脉滴注，中药清瘟败毒饮未服用病人即死亡。米老深感痛心，认为病发展至此严重阶段，皆因未能早期发现、早期诊断、早期治疗，或因误诊抢救不及时，长途搬运之故。米老强调出血热为凶象急证，医生身居市内不下乡深入疫区，很难发现早期病人。早诊断，早治疗，早预防，抓住每一环节，及时治疗，发扬救死扶伤和革命人道主义精神。有鉴于此，建议在该病发热期用银翘散加人参、白芍、葛根、升麻预防低血压，用当归四逆汤预防厥证等。流行性出血热不是一个简单的疾患，不应轻视，必须严格贯彻三早思想，才能降低发病率，减少死亡，否则治疗上总是打被动仗。若不从预防研究着手，疫情扩延不堪设想，后果难以预料。依据米老多年防治所见，本病死亡者多系中青年人，临证务必慎重。

　　本例患者系清瘟败毒饮证，由于延误而致死亡，若能早用，生命亦或挽救。米老告诫学生说："清瘟败毒饮虽是背水一战之方剂，若辨证明确，用之得当，不失时机，可转危为安，否则会使病情恶化而致死亡。故医生临证必须慎审，悉知病情恶化之过程，及时采用治疗与预防变化同治之法，乃医者高明之处也。"

7. 瘟毒急黄并发肌衄证案（急性黄色肝萎缩并发胆囊炎）

　　姚某，女，60 岁，家庭妇女，陕西泾阳县人。

　　于 1958 年秋患急性黄色肝萎缩并发胆囊炎住西安医学院第二附属医院综合科，经治 3 日无好转，当时外科主任陈松旺教授谓此病复杂棘手，要求中医协助治疗，故邀米老会诊。患者症见高热不退，全身黄染，并散在瘀点及手掌大的片状出血斑，神志烦躁，口渴欲饮，口唇干燥，舌绛无苔，脉象洪大滑数。手指颤动，腹痛呻吟，右胁及胃部拒按，小便少而色深黄，大便几日未解，时值月经来潮。米老分析病情诊为瘟毒急黄并发肌衄病。此乃时疫瘟毒侵入营血，热邪燥盛，伤及肝胆，肝火上冲，胆囊肿大，故腹痛拒按；胆道阻塞，胆汁溢于皮肤故现黄疸；肝火燔炽，迫血妄行，故见皮肤溢血呈现斑疹，上至血灌白睛，下至月经来潮。患者神志烦躁，口渴唇燥，舌绛无苔，为伤津化燥之证；手指颤动为肝风内动之象；脉洪大滑数，为热邪深入，日进化燥之象；由于燥极化火，津液耗伤，故高热不退。此为三焦相火亢极，侵伤肝胆，迫血妄行之证。法当清营解毒，凉血散血，大清气热，利胆通便，平肝息风。方用清瘟败毒饮加茵陈、生大黄。处方：

犀角 10.5g（锉末先煎），生地黄 35g，赤芍 17.5g，牡丹皮 17.5g，生石膏 70g（先煎），知母 28g，黄芩 17.5g，黄连 10.5g，焦栀子 14g，连翘 17.5g，玄参 35g，竹叶 10.5g，桔梗 10.5g，甘草 17.5g，茵陈 35g，生大黄 10.5g（后下）。

由于缺犀角，改用羚羊角，继服 3 剂，斑敛黄退，腹痛消失，脉静身凉。遂予清热生津，益气养胃之竹叶石膏汤及大米粥善后调养。后随访病愈出院，患者感激，赠锦旗以谢之。

8. 天行时疫伤寒阳毒发斑黄疸证案（斑疹伤寒）

王某，男，45 岁，干部，陕西扶风人。

因患斑疹伤寒住西安医学院第二附属医院综合科，经氯霉素、金霉素等药物治疗，仍高热不退，症渐加重，且现黄疸，急邀米老会诊，协助治疗。症见高热不退，口渴唇燥，头痛乏力，四肢困痛，食欲不振，颜面、颈项、胸腹部可见散在斑疹，色红鲜明，压之即退，松之即显，巩膜及全身出现轻度黄疸，神情抑郁。大便3日未解，小便量少色黄，舌红无苔，脉洪大滑数。米老分析病情，诊为伤寒发斑病。治宜清热解毒，养阴清营，凉血散血，利胆通便。选用清瘟败毒饮加茵陈、生大黄。处方：

犀角10.5g，生地黄35g，赤芍17.5g，牡丹皮17.5g，生石膏70g（先煎），知母28g，黄连10.5g，黄芩10.5g，焦栀子14g，连翘17.5g，玄参35g，桔梗10.5g，竹叶10.5g，甘草17.5g，茵陈35g，生大黄10.5g。

待诸症消失后，服竹叶石膏汤以清余热。并嘱进食大米粥、小米粥以生津和胃。患者服药3剂，热退，诸症基本消失，后随访痊愈出院。

米老言西医之斑疹伤寒为立克次体传染病，属于中医天行时疫中之伤寒发斑病。症见胸腹部发斑，色红赤，身热口渴，苔白腻或黄腻，脉象洪数，甚则烦躁谵语，咽喉闭痛。多由外感伤寒热病，汗下失宜，不当下而下之，则热邪乘虚入胃；当下而失下，则胃热不得泄；或不当汗而汗，汗后津亏火旺；当汗而不汗，邪热不得越，此汗下失宜皆能发斑。《医宗金鉴·伤寒心法要诀》言："伤寒发斑、疹、痧，皆因汗下失宜，外邪覆郁，内热泛出而成也。"治宜清凉化斑，滋阴解毒，用人参化斑汤、犀角元参汤或元参升麻汤加减（《中国医学百科全书·中医内科学》）。本病分阳毒发斑和阴毒发斑两种。阳毒发斑症见肌肤燥热，面赤锦斑，咽痒，或吐利脓血，鼻如煤烟，妄言狂走，舌焦，六脉洪数。多由伤寒阳毒结热，入迫血分所致。有初病伤寒一二日，或误用吐下而成。《三因极一病证·阳毒证治》论阳毒为病，"内外结热……多因肠胃燥热，阳气独盛，阴气暴绝，妄服燥药热食所致"。治宜清热解毒，方用阳毒升麻汤、消斑青黛饮加减，火炽者宜三黄石膏汤加减。阴毒发斑以发斑并多兼见手足逆冷、下利清谷等阴寒内伤证候为特点，属虚寒证；也有肾阴枯涸，虚火浮游所致。阴斑名见于《丹溪心法》，《通俗伤寒论》称虚斑，《医学入门》称内伤发斑。其病因病机多由素体虚弱，内有伏寒，阴寒内盛，逼其无根之火浮散于外；或内伤生冷，外感阴邪，邪从阴化；或本非阳证，误食寒凉，以致阴寒不解，伤及营气。《丹溪心法·斑疹》云："此无根失守之火，聚于胸中，上独熏肺，传于皮肤而为斑点。"《医门补要·阴斑阳斑宜辨》言："阴寒内伏，逼其浮火外散。"《医宗金鉴·伤寒心法要诀》注："邪从阴化，或过服冷药所致。"阴毒发斑临床上所见不多，但亦应引起注意。此若诊断不清，一阴一阳，治若冰炭之反，临证应慎重。米老观其脉证，认为毒邪进入途径不外皮肤创伤或呼吸道侵入成病。此与中医学皮肤经络受邪之说和明末温病学家吴又可"邪自口鼻而入"的思想相符。吴又可还指出，疫病的发生是

"由于邪之所着，有受天，有传染，所感虽殊，其病则一"。疫邪入里损及血脉，肝不藏血，血热妄行，溢于脉外，故见瘀血样血斑；肝失血养，胆道不畅，胆汁外溢，故现黄疸。本病斑疹色红鲜明，舌绛无苔，脉洪大而数，小便黄少，大便不通，为阳毒发斑证。治应大清气血之邪热，退热消斑。若治不及时，将热极化燥，燥极化火，则热扰神明，出现神昏谵妄，血斑弥漫，黄疸加重之危证。

9. 外伤血瘀中毒流注高热耗阴证案（外伤骨折并发败血症）

文某，女，49 岁，西安市人，家庭妇女。

因撞车后高热不退，于陕西省中医研究院骨科住院治疗。入院后经检查诊为"股骨骨折并发败血症"。经用金霉素等抗生素及中药治疗，高热不退，急请米老协助诊治。患者症见高热不退，时而寒战，干呕，口渴欲饮，烦躁不安，右侧大腿疼痛不止，无红肿，舌绛唇干，脉洪大滑数。米老观其脉证，诊为外伤血瘀中毒流注病。治宜清营解毒，凉血散血。急用清瘟败毒饮除血毒发热，局部涂如意金黄散散瘀解毒，配服云南白药止痛活血，促使骨伤愈合。若疼痛加剧不止，可予梅花点舌丹，用大葱白叶包服，每次嚼服 5 粒，每日 2~3 次。服药 2 剂，高热即退，诸症大减。后继服院内制剂接骨丹 3 个月余，痊愈出院。

米老认为患者车撞伤而致骨折，局部必导致经脉瘀血，皮肤未见红肿，为血瘀于内，血气不通，故疼痛不止，此即"通则不痛，痛则不通"之意。血瘀不散，则化热成毒，热毒流注某处，某处即现病灶。若热毒流注五脏，则见此为热毒侵入营血中毒之危证。

10. 类中风迫厥证案（蛛网膜下腔出血）

李某，女，54岁，家庭妇女，山西人。

于1978年经西安市红会医院诊为"蛛网膜下腔出血"，住院治疗数日无效，急邀米老会诊，协助治疗。症见高热神昏，不省人事，不能语言，肢体瘫痪。用压舌板开口察舌，舌质红绛苔干黑，脉洪滑数。米老依据其脉证，诊为类中风病之迫厥证。选用清瘟败毒饮方。处方：

犀角10.5g，生地黄35g，赤芍17.5g，牡丹皮17.5g，生石膏70g（先煎），知母28g，黄连10.5g，黄芩10.5g，焦栀子14g，甘草17.5g，连翘17.5g，桔梗10.5g，玄参17.5g，竹叶10.5g。

每日1剂，加水煎2次，共量800mL，每服200ml，每6小时1次，鼻饲或灌服。配服安宫牛黄丸，每次1粒，每日1~2次。服药后若无大恶化，继服2剂，严密观察。

2日后，患者病情好转，神识清醒，高热消退，亦能张口、伸舌、答语，请米老再去会诊。患者二便已通，舌苔有津，黑色略减，脉象洪数较前略和，右下肢稍能屈伸，且有知觉。此乃好转之象，米老嘱继服上方3剂。

3日后患者病情好转，能进饮食，二便通利。又约米老再诊，米老嘱服竹叶石膏汤以清余热，日进淡味饮食，以大米粥调理。

1个月余后患者家属告诉米老，病人出院回家疗养，能下床扶杖行走，以期恢复。

类中风病之迫厥证多由忿怒抑郁，情志过激，加之过度疲劳，迫使气血上行，脉络破裂，血瘀于脑，致伤元神，故见神识不清，语言失灵；脑为元神之府，心为神气之舍，心主血脉，血失神守则气血逆乱，不能正常运行，故现厥证；血生于脾，藏于肝，主于心，布于肺，施化于肾，全身血液循环皆赖心脑之神气主宰，经脉神气失养，则肢体瘫痪，故知觉运动障碍，不能自主。本病之厥证，有寒热之辨，闭脱之别。患者舌苔干黑，为大量耗伤肝肾阴液之证；脉象洪滑而数，高热不退，乃血瘀化毒，三焦相火亢极，血毒进展之势。此为血瘀于脑，热厥危证之类中风证。治宜清热解毒，凉血散血，泻火救阴，安神息风。本病名为类中风，实为肝气抑郁过极化火，导致脏腑功能失调，肝风内动，心火上炎，风火相煽而成病，故曰类中风。治疗根据"治风先治血，血行风自灭"之说施治。

11. 烧伤血瘀中毒高热耗阴证案（烧伤并发败血症）

李某，男，46岁，干部。

于1978年患烧伤继发感染，于陕西省中医研究所外科住院治疗，经治数日，高热不退，邀米老会诊，协助治疗。

症见患者卧床，高热不退，呻吟不已，烦躁不安，有手掌大皮肤烧伤数处，伤处涂抹药膏（不详），唇干口渴，舌苔黄燥，质红绛，脉洪滑弦数，小便少，大便3日未解。米老分析其病情，认为高热数日不退，乃皮肤灼伤，热毒内攻，侵入营血，热盛伤阴之故。法当内外皆治，内服清热解毒、凉血散血、泄火救阴之清瘟败毒饮加生大黄1剂。处方：

犀角10.5g，生地黄35g，赤芍17.5g，牡丹皮17.5g，生石膏70g（先煎），知母28g，黄连10.5g，黄芩10.5g，焦栀子14g，连翘17.5g，玄参35g，桔梗10.5g，竹叶10.5g，甘草17.5g，生大黄10.5g。

加水煎3次，共800mL，每服200mL，每6小时1次，以观后效。外用生肌玉红膏外涂，以愈为度，防止感染。2日后，主治医师告诉米老，病人服药1剂，高热即退，并称赞："看来还是老人家有经验。高热几天我们都退不下，米老1剂药热就退了。中药还是好。"

12. 温毒发斑气血两燔水肿证案（流行性出血热三期合病）

李某，男，34岁，陕西省农林厅干部。

于1957年秋季患流行性出血热住西安市第二人民医院，诊断为"流行性出血热三期（发热、低血压、少尿）合并证"，病情危重，经抢救十日未见好转，急请米老会诊，同行前往者有西安交通大学第二附属医院内科主任李景轼教授。诊视患者卧床全身高度水肿，神志不清，双目球结膜水肿突出，如蟹睛状，及两颊皆血肿，无法查看舌苔，问不能答，遍体布满手掌大出血斑及搔抓样血斑，小便量极少，为血尿，如大红色，两手三部脉及两足趺阳脉均按不见，此乃高度水肿所致。米老分析病情，当为急性传染病的严重阶段，系中医瘟病。此乃瘟毒侵入营血化燥，三焦相火亢极，导致气血两燔，迫血妄行，外溢于皮肤，内溢于脏腑，三焦水道失调，不能排出而症见全身水肿；热扰神明，故神昏谵语。治以清热解毒，凉血散血，清气养阴，通调水道，利尿消肿。选用余师愚清瘟败毒饮加木通。处方：

犀角 10.5g（锉末先煎），生地黄 35g，赤芍 17.5g，牡丹皮 17.5g，生石膏 70g（先煎），知母 20g，甘草 17.5g，黄连 10.5g，黄芩 10.5g，栀子 14g，连翘 17.5g，玄参 35g，桔梗 10.5g，竹叶 10.5g，木通 17.5g。

加水 800mL，煎煮 40 分钟，过滤出 300mL，煎 3 次，共 800mL，每次服 200mL。

当时米老对此方能转危为安，亦不敢自信。嘱患者先服 1 剂，无不良反应，继服 2 剂，严密观察病情变化，依据变化再约会诊。当时该院纪筱楼先生阅此方云："我曾用中药无效，平生亦未见过此种凶危重症，米先生用此方可谓背水一战！"李景轼教授云："此方若能挽救病证，即为中医药治疗出血热打开了治疗大门。"（此语均见于病历所载）

3 日后该院又请米老会诊，李景轼教授仍同行。患者服药后病情好转，神志清醒，能回答语言，全身水肿消退，遍体大片血斑皆有收敛，并能进食，脉可触及，为沉细滑数。米老观其脉证，指出病症虽见好转，但余热未清，血未得宁，火气未得平静。用原方递减服用 3 剂。先减犀角地黄汤；次减黄连解毒汤之黄连，服用 1 剂；再减去白虎汤，改服知柏地黄汤调理，以达补肾滋阴、健脾和胃、滋阴制阳之功效。并嘱食大米稀粥、小米稀粥以保胃气。

3 日后李景轼教授约米老去查看患者。患者诸症已消失，并已下床活动。大家均感叹中医中药之奇效。

此后随访患者 10 年，未见复发。

13. 肺痨合并咳喘、胃脘痛案（肺结核、肺气肿、慢性胃炎）

张某，男，41 岁，教师。

患肺结核病 16 年，继发肺气肿 5 年，慢性胃炎 20 余年，曾先后住院 7 次且间断在外就医，虽经中西医诊治至今未愈。

患者幼时因饮食不节曾患胃疼，呕吐酸水，每遇寒冷即发，发病时只对症治疗，未进一步检查。1954 年因跌伤致肛周痈肿，继而形成疮瘘，体力日益衰弱，遂于西安市第六人民医院外科行手术治疗，术前行肺部 X 线示右上肺有浸润型肺结核点状病灶，未处理。疮瘘将愈，又患疟疾 10 余日，经服奎宁治疗而愈。此后常出现恶寒发热，盗汗，咳嗽吐痰，胸背疼痛，纳差乏力，手足心发热，心烦易怒等症。发热持续 3~10 日，多在午后。曾用抗结核药物治疗均不见效。或因饮食不适，出现腹痛、泄泻或痢疾，经治即愈，至今未进一步检查确诊。1960 年经查诊为"浸润型肺结核"，曾住院行抗结核治疗未愈。后多次出现咯血，行相关检查考虑为"重度浸润型肺结核"，怀疑形成肺空洞，多次住院治疗，症状反复，病情日渐加重。其间曾发生自发性气胸 2 次。近年来反复咳嗽气喘，偶见咯血，吐泡沫状痰，痰色时黄时白，食欲不振，形体瘦弱，大便时稀，冬季严重。

现症：咳嗽吐痰，气促喘息，胸闷，咳喘多在清晨、晚饭后，遇凉加重。痰色时黄时白，质黏不易咯出，咯出后胸闷好转。纳差，口苦，口干不欲饮。大便每日 1 次，小便频数，时有刺疼。腰背酸痛，身困乏力，手足心发热，畏寒，臀部及下肢发凉，阴囊潮湿，性欲减退，心烦，易怒易悲。时有头晕，耳鸣，眼花，眼睛酸痛，咽痒，胸痛心悸，下腹拘急隐痛，梦遗早泄。

查体：形瘦气怯，面色黄暗且青，少泽，眼睛轻度突起，发如结穗，呼吸气短，舌苔白腻。胸廓扁平，右胸第 2~4 肋间轻度凹陷。腹肌紧张，较硬，胃脘有轻压疼，右肋下一指可触及肝下界，质软，脉象浮而搏指，中空外坚。

诊断：肺痨；咳喘；胃脘痛。

辨证：气阴两亏，血虚肝郁，湿困脾阳，精亏肾虚。

治疗经过：经用下述方案治疗 6 个月后痊愈，随访 1 年未见复发。

（1）治疗方案

①扶正祛邪，标本兼治。首先培养体质，固本扶元，托里生肌，祛腐化痰，消肿排毒，清除病菌，以外科病治疗内脏之观点，用内服药治病。严密观察病情，总结经验。

②加强营养，节制过量饮食，舒畅情志，不宜过度兴奋，适当活动休息，控制性欲，减少思虑。

③病情如遇其他变化，则按照当时病情，辨证施治。

④用扶阳理痨丸（自拟方），温肾健脾益气，生血益精，扶阳杀虫。配服健脾化痰汤，健脾和胃，除湿祛痰。益肺排毒饮（自拟方），托里生肌，疏络排脓解毒，消肿；和阳祛腐散（自拟方），温通经络，祛腐解毒，脱除死肌。以此为治疗基本方剂，交替服用，有常有变，以4个月为一疗程。根据病情好转与否，决定继续服用或停服。

⑤如发现阴虚潮热，咯血症候或出血倾向者，应当益气养阴，清热止血，可用保真汤。

⑥如外感风寒，咳嗽气喘，痰多色白无内热者，法当解表，温肺化饮，可用小青龙汤。

⑦如湿郁化热，肝胃不和，口苦，咽干，胸肋闷疼，痰多色黄者，应当疏肝和胃，清热除湿，可用柴陈瓜贝枳杏汤。

⑧如气滞痰壅，喘咳胸疼，不能平卧者，应当行气化痰降逆，可用苏子降气汤。

⑨如病情恢复，宜服金匮肾气丸，配服参苓白术散。

观察 3 个月。

（2）方剂：

①扶阳理痨丸

熟地黄 280g，山药 140g，山萸肉 140g，牡丹皮 100g，茯苓 100g，泽泻 100g，肉桂 35g，黄附片 35g，红人参 70g，蛤蚧 2 对，黄芪 70g，当归 35g，真獭肝 70g，百部 100g，生杭芍 35g，五味子 35g，川贝母 70g，广橘红 35g，紫河车 35g，鹿角胶 35g。

共研极细末，加蜂蜜 1100g 为丸如小豆大，每服 10g，每日 2 次，早晚饭前水送服（或调配半剂，服完后再配也可）。

②健脾化痰汤

党参 17.5g，姜半夏 10.5g，白术 14g，茯苓 14g，陈皮 10.5g，干姜 10.5g，北细辛 10.5g，五味子 7g，炒苏子 10.5g，炒莱菔子 10.5g，炒白芥子 10.5g，杏仁 10.5g，川贝母 10.5g，川厚朴 10.5g，桂皮 10.5g。

加水煎出 400mL，每日分 2 次，早晚饭前温服。

③益肺排毒饮

黄芪 35g，当归 17.5g，川芎 10.5g，杭芍 14g，党参 17.5g，白术 14g，茯苓 14g，甘草 10.5g，金银花 35g，桔梗 17.5g，皂角刺 10.5g，白芷 10.5g，穿山甲 14g，牡蛎 14g，贝母 10.5g，桑皮 17.5g，冬瓜仁 17.5g。

加水煎出 400mL，每日分 2 次，早晚饭前温服。

④保真汤

生黄芪 35g，当归 17.5g，党参 10.5g，白术 14g，茯苓

14g，陈皮 10.5g，甘草 10.5g，生姜 7g，大枣 2 枚，柴胡 7g，杭芍 14g，莲子心 10.5g，五味子 7g，生地黄 35g，熟地黄 17.5g，天冬 14g，麦冬 14g，知母 14g，黄柏 10.5g，地骨皮 14g。

加水煎 600mL，每日分 3 次，早晚饭前温服，每日 1 剂，服至症状消失，血止为度。

⑤小青龙汤加味

麻黄 10.5g，桂枝 10.5g，姜半夏 10.5g，杭芍 10.5g，干姜 10.5g，细辛 10.5g，五味子 7g，甘草 10.5g，杏仁 10.5g，厚朴 10.5g，茯苓 14g，泽泻 10.5g。

加水煎 200mL，每日分 2 次，早晚饭前温服，每日 1 剂，服 3~6 剂。

⑥柴陈瓜贝枳杏汤

柴胡 14g，姜半夏 10.5g，党参 10.5g，黄芩 10.5g，生姜 7g，大枣 2 枚，甘草 10.5g，茯苓 14g，陈皮 10.5g，瓜蒌 14g，浙贝母 10.5g，杏仁 10.5g，桔梗 10.5g，枳实 10.5g。

加水煎出 400mL，每日分 2 次，早晚饭前温服。

⑦苏子降气汤

炒苏子 17.5g，姜半夏 10.5g，前胡 10.5g，厚朴 10.5g，陈皮 10.5g，甘草 10.5g，茯苓 14g，当归 10.5g，肉桂 7g，生姜 10.5g，大枣 2 枚，沉香 1.5g（后下）。

加水煎 400mL，每日分 2 次，早晚饭后温服，每日 1 剂，服 3~6 剂，病重痰涎壅盛者日服 2 剂。

⑧金匮肾气丸

熟地黄280g，山药140g，山萸肉140g，茯苓100g，牡丹皮100g，泽泻35g，肉桂35g，附片35g。

共研极细末，加蜜1350g为丸如小豆大，每服10.5g，每日2次，淡盐水送服。

⑨参苓白术散

党参，茯苓，白术，山药，莲子肉，白扁豆，炙甘草，薏苡仁，砂仁，桔梗，陈皮，炒神曲，各70g。

上药共研极细末。每服10.5g，每日2次，温开水冲服。

⑩真武参麦葶苈大枣汤

茯苓35g，白术17.5g，杭芍17.5g，生姜17.5g，附片17.5g（先煎），炒葶苈子10.5g，大枣10枚，人参17.5g，麦冬35g。

加开水煎600mL，每日分3次温服。

⑪和阳祛腐散

穿山甲70g，川附子70g，象牙70g，瓦楞子70g，共研极细末。

每次3g，每日3次，饭后冲服。

辨证分析：病必辨其标本，因必分其内外，治疗必谨守病机，此为医家治疗之握要。阅读患者病历，患者之病情转化过程可谓复杂。患者曾患肺结核16年，继发肺气肿5年，慢性胃炎20余年。曾先后住院7次，虽经中西医诊治至今未愈。为此分析，谨供参考。

①患者幼年饮食不节，进食生冷损伤脾胃，消化功能减弱，胃痛，呕吐反酸，每遇寒凉即犯，或饮食不适，即患腹泻，久之不愈，形成脾胃虚寒。脾病及肺，肺气必虚，因之构成体质上肺脾气虚证。《素问》云"脾为肺之母""形寒饮冷则伤肺""肺与大肠相表里"。由于脾虚不能制湿，肺虚不能抵御外邪，升清降浊，此肺脾气虚之机转。肺脾气虚，实为结核菌侵入机体得以感染之主要因素。《素问》云"肺为卫""肺主气"。肺气虚则卫外功能低下，故外邪易侵，结核菌由呼吸道传入，肺气虚弱不能抗御，而着于肺为病，留而不去，久之形成肺痨。此即"邪之所凑，其气必虚"。

②患者继因跌伤而患疮瘘流脓年久不愈，实为患者平素肺脾气虚，日久营养失调，消化不良，以致肝血不足；加之早婚，肾精受损，因此肺脾肝肾气血不足，构成体质上之气血两虚。由于气血亏损，机能失调，不能托疮生肌，去腐解毒，修复机体，以致疮瘘流脓不止，气血更为亏损，机体之抗病解毒自愈能力均逐渐降低，形成疮痨，实为浸润型肺结核点状病灶。此即久病成虚，久虚成痨，甚至为瘵。

③患者疮瘘将愈，继染疟疾，实为机体之元气亏损，未能修复，又继染疟疾。疟疾耗伤人之气液最为剧烈。患者机体虚亏，气血素损，加之耗伤阴液过甚，阴阳失衡，形成体质上之阴阳偏胜。午后潮热，盗汗，咳嗽吐痰，纳差乏力，手足心发热，心烦易怒诸症，为气血失衡导致阴

虚阳胜之表现。"阴虚生内热",内热郁久,机体之阴液愈耗,阴愈耗而内热愈胜,热愈胜而阴更亏。机体之阴亏失养,实为机体邪正斗争,病情进展之表现。

患者曾疗养 3 年,因情感刺激,过度劳累,突患发热、大咯血之症。究其原因,为治疗不彻底。患者病情突变,如炉火虽灭,炉热未熄,死灰犹可复燃。病邪侵入机体,必先由卫分进入气分,再进入营分、血分,逐步进展,机体反抗势必耗阴,临床多为阴虚阳胜之证。病邪进入营血,气血两燔,毒血内蕴,波及三焦,为祸最烈。但患者阴已亏虚,经此抗争,阴液更不足,导致气胜化火,肺肾阴亏,心肝火盛,损伤肺络,致咯血之证。此即"气有余便是火""亢则害"。患者体力日益衰弱,多次疗养不能修复,实为机体阴亏不能食养阳气,导致阳气亢奋,元气反伤。此即"气食少火,壮火食气"。患者咯血,由情志过激,劳累过度,精神紧张致血流过急,冲破原有损害之病灶,为机体虚衰、病灶未能修复之故。从此日益虚衰,实由血脱气亏,阴损及阳,机体未能修复所导致。可见治疗本病要重视培养体质,调理机体阴阳的平衡,清除未尽之余热。

④患者早年腹泻日久导致脾阳不振,运化失职,"脾不能为胃行其津液",因而湿盛生痰,加之肺络受损,血脱气亏,肺失清肃通调治节之权,不能化痰排浊、通调水道,以致病灶败血成腐之物蓄聚不去,痰血凝滞不散。肺虚不能纳气于肾,命火虚弱,不能助肺脾生化精血。此损阴及阳,致机体形成阳虚气衰之证,脏腑生理机能衰退。患者

一度病情加剧，曾发现气胸与肺气肿，此为肺脾肾三脏阳气虚弱，运化失职，不能化痰导滞行气，形成痰壅气滞胸痛之症。

⑤患者肺结核反复发作10余年，为气阴两亏、精血虚损之肺痨表现。故临床见气虚肺胀，湿困脾阳，肾精亏损，命火虚衰，血虚肝郁，心神失养诸症。可见患者之病发展为全身衰退性疾患，非独为肺脏一脏之病。必须从整体着手，绝不可拘泥于局部而忽视整体是其关键。

⑥肺空洞为结核菌侵入于肺，血行受阻，湿郁化热，血毒内蕴形成，日久内溃以致血肉败坏，成脓化腐，停着不散。而机体精血亏损，生机不旺，无力祛腐生新，修复病灶，以致久不能愈，周围肌肉失养坏死成洞壁，包围腐物形成疮瘘，此即纤维组织增生之空洞。

⑦从症候表现分析，咳嗽吐痰为肺痨病四大主症之一，结核菌又为肺痨病的危险因素，败血成腐之物与痰液均为结核菌得以生存的条件。机体之气血不足则生机可绝，而内溃之病灶无以修复。死肌不脱，新肌难生，气道脉络不畅，浊湿腐物积痰则无路排出。欲求空洞愈合，必须先培养体质，固本扶元，托里生肌，祛腐排毒。法当通过温肾健脾，益气生血，补精扶阳，健壮生理机能。本病已发展为疮痨，病变在肺，实为内脏外科之病。治疗上内外结合，以求本病之治疗最为理想。此我之设望，供同志们商讨研究。按中医学的治疗经验记载，痨病鼠瘘（西医谓淋巴结核瘘管）、痔瘘疮痨（西医谓结核性痔瘘）、流痰疮痨（西

医谓骨结核），均有用内服药之治疗方法，以达托里生肌祛腐脱管之效。本病现为内脏疮痨病变在肺之病，何尝不能用治疗体表疮痨之药物治疗内脏疮痨。本病之病变部位虽然在肺，而病因病机与体外肉眼可见之疮痨同一机理。虽然部位不同，但是两者之间有其同一性。如此用异病同治方法，也可得到同一的效果。建议内科专家对本病之治疗从有机整体去着眼，寻找有效药物和方法。

⑧内脏败血成腐之物与积痰留饮均属浊湿之类。浊能化湿，湿能化浊，"脾为胃行其津液"，"脾为生痰之源，肺为储痰之器"，脾虚则湿胜，湿聚于肺而为之痰。"脾主运化"，"脾主肌肉"，脾气之强弱，精血充足与否，为机体能祛腐生肌之关键。"脾胃为水谷之海"，运化水谷，生化精血皆赖脾之功能健旺。脾气之健旺又赖肾精之命火，肾精之足又赖肺摄之清气与肝血之生化。患者五脏元气亏损，尤以肺脾肾三脏之阳气更亏，无以解毒祛腐排痰，因而不能生肌长肉，修复已溃之病灶，是其病之根本原因。治疗必须扶正祛邪，标本兼治，尤其培养体质疗法更为重要。

附录

药物剂量研究

1984 年致卫生部中医司吕炳奎司长的信

国家卫生部中医司吕炳奎司长：

首先问候您近来身体健康，工作顺利！

今年在京召开全国医药卫生科学大会，我去参加会议，得见您的身体尚健，内心感到非常高兴！您和郭老数十年来对党的中医事业忠心耿耿，在曲折艰难的斗争中能坚决捍卫党的中医政策，这是一件极不容易的事情，内心深感敬佩！我从事中医工作 40 年来，深深体会到党的中医政策是一直在斗争中贯彻。今年在京会议期间看到您的工作很忙，未能找您汇报我的工作情况。由于社会局势动荡，党的中医政策未能落实，全国中医工作情况您大概知道，我们亲身感受都是一样的，不必再说。

会后，陕西省中医处方用药计量单位改革办公室遵照国务院批转国家标准计量局等单位关于改革中医处方用药计量单位的请示报告，决定从 1979 年 1 月 1 日起全国一律采用米制计量单位，废除现行的 16 两为 1 斤的旧制。为了推行这一决定，将我所作为试点，通过试点应用取得经验进而推广至全省，这标志着中医学中西医结合工作已进入新时期的光明美景。我认为这是一件大事！因为中医用药计量改革是统一我国计量制度的内容之一，是关系到我们子孙万代用药治病计量的问题，关系到中外文化交流、国际影响问题，而不只是单纯的业务技术问题。中医用药计量改革有效应用于防病治病，促进中外文化经验交流，解除中外广大劳动人民疾苦，验证中医学方药的经验疗效，对贯彻党的中医政策，继承发扬中医学有重大的政治意义和深远的历史意义。要实行中医处方用药计量单位改革，必定先要对中医传统用药有效量的实际数值进行探讨，研究制定出符合中医传统用药有效量的实际数值，再制定符合中医传统用药有效量的米制用量，才能有效地推广应用。可以说这是对中医用药计量的一次整顿，我认为非常重要、非常及时。由于近些年中医政策受到干扰破坏，中医用药计量混乱、失去准则，造成浪费大量药材和不能合理应用中药传统计量治病以充分发挥中药疗效的严重现象。实行中医处方用药计量单位改革，我认为既是对中药计量的一次整顿，也是贯彻党的中医政策和中西医结合，创造中国统一的新医学新药学的内容之一。我衷心地表示坚决拥护，坚决支持，坚决贯彻！

因之，我对陕西省中医处方用药计量单位改革办公室印发的"中医处方用药计量单位改革宣传提纲""公制与市制计量单位换算表说明"、陕西省标准计量局印发的"中医处方用药计量单位改革材料汇编"等材料进行了认真学习。在"宣传提纲"中改革的具体内容有 4 条，其中与我们医疗科研关系最为紧要的有两条：一是中药计量单位的换算，按十两为一斤的市制，"一钱"等于"5g"；十六两为一斤的旧制，"一钱"等于"3g"，尾数不计。二是新出版和修订再版的中医中药书刊、药典规范和教材，应一律采用米制计量单位。鉴于以上两条要求，我作为中医研究所的一名成员、中共党员、老中医，对此应当实事求是地认真探讨。考查中医学用药计量的来历，回顾历史的用药计量法度要求，以及计量的演变，在计量改革之前，中医在用药计量方面存在哪些问题，计量改革之后还存在哪些问题，应回顾历史，总结经验，提出建议向组织汇报。一旦成为法制，坚决带头贯彻，这是我责无旁贷的事。自试点动员改革之日起，我即查阅古今有关记载中医药计量的书籍资料，并将我以往数十年来对历代中医用药计量方面存在问题所做的笔记进行了翻阅整理，初步整理写出《中药计量沿革与中药计改之我见》一文。其内容包括：前言中提出这次中医处方计量改革的重大政治意义和深远的历史意义与自己的态度。以下作为 5 个分题讨论。①历代计量制度演变与中药计量的关系；②进行中医处方计量单位改革，为什么要对《伤寒杂病论》的方药计量进行探讨；③《伤寒杂病论》桂枝汤方例的计量法度要求；④举桂枝汤方例，对古今中医处方用药计量的换算探讨；⑤对中医处方计量改革与中药煎剂研究的几点建议。其探讨结果如下。

1. 关于中医用药量的法度要求。由于旧社会对中医药的摧残歧视，缺少法治要求，造成用药计量混乱，医生各凭经验失去准则。中华人民共和国成立后虽然制定了中医政策，但对中医药的用药计量，亦未组织探讨及整顿，以致中医用药计量仍混乱，年轻一代医生对传统的计量法度要求更是陌生。故举出我国第一部临床医学著作《伤寒杂病论》方药计量为例进行探讨，以明中医用药计量法度要求。

2. 关于历代计量单位与今旧市制折计的数值。南京药学院（现中国药科大学）于 1960 年编写出版的《药剂学》中已将历代计量单位的衡量容量与今旧市制的数值作了对照，上自秦汉，下至明清，用对照表说明其数值。我又查阅了《神农本草经集注》《文献通考》《药治通义》，明·李时珍的《本草纲目》、清·徐灵胎的《医学源流论》、清·陈修园的《长沙方歌括》、近人黄竹斋的《伤寒杂病论集注》，以及明清与近代医家有关计量的论著。概括言之，中药计量制度首先在秦代初步统一，东汉时期我国第一部临床医学著作《伤寒杂病论》的问世，为后世方剂用药量、药味制作、煎药加水量、煎法、煎出量、服用量、护理、饮食宜忌、观察注意事项等制定出具体严格的要求，为我国医学用药计量奠定了科学基础。虽然历代度量衡迭有变更，但医家用药计量都是依据《伤寒杂病论》的用药计量法度使用的。古代的计量单位，自秦、汉、魏、晋至唐，只有斤、两、钱、分之名，而无钱、分、厘、毫之目。自宋代遂折一两为十钱，始有钱、分、厘、毫、丝计量单位之目。我们现在用药以钱计量是从宋代沿用而来。

3. 中医用药计量存在的问题。从汉代《伤寒杂病论》来看，古人处方用药量较大，因 1 剂药只煎煮 1 次，分 3 次服用。例如《伤寒杂病论》桂枝汤方："桂枝三两（去皮），芍药三两，甘草二两（炙），生姜三两（切），大枣十二枚（擘）。上五味，㕮咀三味，加水七升，日二服，夜一服。"其药 1 剂总量除大枣 12 枚另计外，前 4 味药共重为十一两。以今日市制量折计，实际数值为六两一钱零五毫，加水七升，折今旧市制为十四合，等于 1400mL；每次煎出量三升，折今六合等于 600mL，每服一升，折今二合等于 200mL，每剂药分 3 次观察服用，其计量法度要求严格而且具体，沿用至魏晋。随着社会的发展，认识事物的思想不断深刻，医家们在治疗过程中发现药物煎煮 1 次，不能煎尽药物的有效质量，药煎 2 次，其味尚浓，药煎 3 次，其味方淡，因之在处方用量上减少了用药剂量，用煎煮 2 次的方法，取用煎出的有效药液治病来取代古方原用大剂量药物的方法。这是人们在治病实践中观察药量、功效方面的一个很大的变革。在减少药物剂量、增加煎煮次数、保证疗效的基础上，医家们遂采用原方三分一服为一剂量，此处所用一剂量，即相当于《伤寒杂病论》原著一剂药分三次服用的一次服用量。例如：按东汉时一两，折合今之旧市制为四钱四分五厘五毫，折算汉代桂枝汤三分之一量，即今一剂量折合今旧市制为二两零三分三厘五毫，药煎 2 次，每次加水四合等于 400mL，共计煎出三合，等于 300mL，每服一合五勺，等于 150mL。

沿至明代李时珍提出"古之一两，今用一钱，古之一升，即今二合半也"，"桂枝汤"桂枝仍用三钱，甚有剂量为一两三钱，但明代计量单位较旧市制计量的实际数值量大。如明代用桂枝三钱，即等于现在旧市制的三钱五分八厘二毫；桂枝汤一剂，明代为一两四钱，折今旧市制则为一两六钱七分一厘五毫二丝。清代用药计量沿用明制，如"桂枝汤"桂枝实际用量仍用三钱，桂枝汤一剂，仍共量为一两四钱，由于清代计量单位的实际数值与明代微有差别，故清代用桂枝汤一剂实际数量，为现在旧市制的一两六钱七分一厘六毫，说明明、清两代用药计量的实际数值差别不大。但是我们现在所用桂枝汤一剂，桂枝仍用三钱，桂枝汤一剂总量仍为一两四钱，但与明、清用药计量数值比较，现用桂枝三钱，实际等于明、清计量实际值的二钱四分一厘八毫；桂枝汤一剂总量为一两一钱二分九厘四毫，与明、清两代一剂量一两六钱七分一厘六毫比较，要少用五钱四分二厘二毫。由此可见，现代与明、清两代桂枝汤实际用量比较，差别比较大。处方虽开桂枝三钱，实际数量只有二钱四分一厘八毫，其量不符合实际用药有效量的要求。今旧市制是由国民党反动政府未按权度法规定的计量单位（清·营造尺库平制）或在某时改变数值而形成的，可见中医用药计量在中华人民共和国成立前就存在以上的问题。

4. 今将十六两为一斤的旧市制的一钱改用米制为3.125g。再按计量局规定，尾数不计，一钱等于3g，其量则更小。因此，对临床治疗效果和肯定古方疗效都有很大影响。如何补上有效治疗量的实际数值，我建议用药一钱应换算克制，定为 3.73125g 或 3.5g，比较接近实际数值，是否可行？建议中央能在近期召开一次全国性有关中药计量改革探讨的会议，并召集对计量有研究的老中医参加会议，对中药计量改革问题认真、慎重地进行一次讨论。首先回顾历史，明确中医传统的用药计量法度要求，统一认识，在前人用药的经验基础上，制定出中医用药接近明、清用量实际数值的米制计量换算数值作为中药计量准则，以便于 1979 年 1 月 1 日在全国实行推广，这是一件大事，不宜等闲视之。若不抓紧时间进行认真讨论，按现在所提出的一钱等于 3g，尾数不计，推广下去，若在人们思想上形成概念之后，发现其中存在隐患的话，再去纠正就必然要走弯路，到那时，纠正的困难就会更大，恳请您能借在全国尚未实行推广之前抓紧时间，将我在这次计量改革试点工作中所发现问题，向国家标准计量局与卫生部中医处方用药计量单位改革办公室反映，事关重大，力争中央认真讨论后，再在全国范围内推广，不胜感激之至！

5. 关于新出版和修订再版的中医中药书刊、药典规范和教材应一律采用米制计量单位的问题，更为复杂。如我们现在正在实践应用的计量改用米制问题不大。唯对编著书刊、引用古典书中的方药，或再版的中医中药古典著作，必先查清引用古典书中的方药的来源是何时代的作品，再版的中医中药古典著作也是同样，如引用宋代书，或唐代书，或唐代书中又引用的是汉代书方药，这就得对宋代、唐代、汉代计量单位与今旧市制折算的实际数值量要有所了解，才能再换算为米制。否则，如按当时书面上的用量换算，不是换大，便是换小，一旦印发出去必定会发生很多的问题。尤其是书刊要中外交流，一旦发生问题，势必造成国际影响；如在国内发行，广大医务人员必定按此换算之量用于治疗，一旦不慎发生事故，将要追责于作者之单位与作者，甚至涉及审稿人的一系列责任，所以这是一件更为复杂的问题。望请您将此问题一并反映研究，对此慎重讨论，不宜简单从事。

关于中药计量，在这次改革前已存在问题，今应借计量改革之际解决过去存在的问题，不应使以往存在的问题继续存在甚至掩盖下去。

以上建议，不一定完全正确。经过讨论如果还有很多充分理论依据，只要是对人民有利的，将我的建议全部推翻否定，我也赞成，不计较任何个人得失，即便是我写的这本《中药计量沿革与计量改革之我见》的小册子，也是为了抛砖引玉，是从对党负责、对人民负责的思想出发的，并不是个人借此邀名射利，更不是对计量改革有抵触情绪，希望能探讨出有理论根据的合理的米制用量，有利于防病治病，有利于中外文化交流，有利于中西医结合工作。这是我的愿望。为此向您汇报并请审阅批示！

最近，学习中共中央（56）号文件，令人感到非常振奋，这是党的中医政策的又一伟大胜利。今年在全国医药卫生科技大会上我们提的很多建议，被党中央采纳了，过去多年没有解决的问题今天解决了，形势喜人。我决心为继承发扬中医学的伟大事业贡献自己的毕生精力。

　　谨致

敬礼

米伯让敬上

1978 年 10 月 19 日

　　此外，关于中医处方计量单位改革问题，我又学习了国务院于 1959 年 6 月 25 日发布的《关于统一我国计量制度的命令》。命令指出："中医处方用药，为了防止计算差错，可以使用原有的计量单位，不予改革。"这充分说明中药计量方面存在的问题相当复杂。今应借这次计量改革之际，必须先解决过去存在的问题，再为实行推广，不应简单从事，而使已有问题继续存在甚至掩盖下去。

　　中华人民共和国成立以来，虽说中医工作有了很大发展，但党的中医政策未能得到很好的认真贯彻落实。由于中医教学、科研、医疗机构的不健全，普通学习中医的情况多停留在一般应用上，许多学术问题都未能得到很好地解决，尤其是中医的用药计量方面比较混乱，年轻一代的医生对中医计量沿革法度要求都比较陌生。有的人认为现今中药计量改革一钱等于 3g，尾数不计的换算与中医治疗关系不大。我想如果关系不大，为什么国务院于 1959 年发布《关于统一我国计量制度的命令》时，要特别指出"中医处方用药，为了防止计算差错，可以使用原有的计算单位，不予改革"，说明药用计量不同于商品货物计量，必须慎重考虑研究，才能推广实行改革。前年在中央召开中药计改会议，您是否参加会议？我认为这样的换算方法，作为简单的数值单位的换算是没有疑义的，但作为中医传统有效量实际数值的换算，有很多问题需要认真研究。我想请您在百忙中耐心地将我这份拙文审阅一遍，提出修改意见，供大家参考研究，并请您在这次全国计量改革经验交流会上，要特别强调对中医药的换算定量要作历史的回顾，研究讨论在改革之前中医用药计量方面存在哪些问题？改革之后还会出现哪些问题？如何解决这些问题？千万不应简单从事，是为至要！

米伯让再启

附：国家计量局局长李乐山致吕炳奎司长函

炳奎同志：

你转给我的西安老中医米伯让同志对中药计量单位改革的意见和来信，已经收到了，我们这里的同志看了以后，认为他的意见应该重视和研究。但是，他提出的问题和列举的桂枝汤处方药量的演变情况，属于医药学方面的问题，我们的同志都很不熟悉，难于处理，因此将米伯让同志的来信和意见书，一并转请你部药政局研究去了。你有方便时，请询问他们研究的情况。

　　此致
敬礼

乐山
1978 年 12 月 7 日